Dr. med. Th. Douglas · Bessere Augen durch Sehschulung

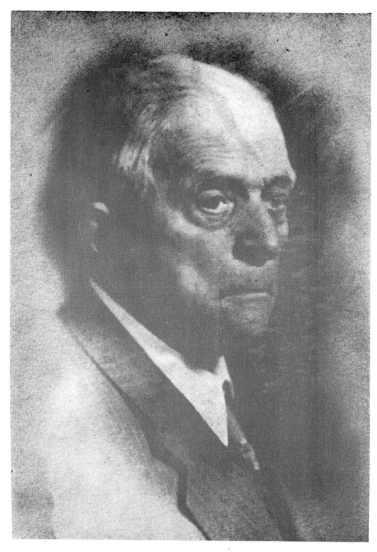

Dr. med. Th. Douglas

Dr. med. TH. DOUGLAS

Bessere Augen durch Sehschulung

HEINRICH SCHWAB VERLAG
ARGENBÜHL-EGLOFSTAL

Als Manuskript gedruckt
Jeder Unterricht nach dieser Methode ist nur mit schriftlicher
Genehmigung des Verlages gestattet

II. Auflage

INHALTSVERZEICHNIS

Augenathleten wollen wir sein
(Let us be ocular athlets)

Chesterton

VORWORT

Diese Blätter enthalten den Versuch, die ganze Idee der Augenschulung oder Augenorthopädie geschlossen darzustellen. Es ist noch nicht an der Zeit, diese Methode in die üblichen strengen Formen der exakten Naturwissenschaft zu fassen.

Dieses Buch ist vor allem ein *Weckruf*, der uns aufwecken soll aus der Lethargie, mit der wir unsere Augen bisher vernachlässigt haben.

Es stellt das der Natur abgelauschte System der Augenstärkung und -erziehung dar, nach Körper (Muskel), Seele (Empfindung) und Geist (Steuerung).

Es berichtet von den Erfolgen zehnjähriger Praxis. Deshalb kann vorläufig die exakte Wissenschaft hier erst an letzter Stelle stehen.

Dieser Sachverhalt wird auch durch folgendes Erlebnis bestätigt: Im Januar 1937 hatte der Chef einer ersten Universitäts-Augenklinik die Erlaubnis gegeben, daß ich ihm und dem Stabe seiner Mitarbeiter während zweier Tage die Übungsmethode unserer Sehschule in seinen Räumen an kurzsichtigen Patienten und Kollegen praktisch vordemonstriere. Zum Schluß wurde mir folgende Antwort erteilt:

9

„Wir verfolgen seit langem die Erfolge Ihrer Schule und die des Grafen Wieser. Wir wissen, daß die Erfolge oft gut sind. Ihre Methode ist im wesentlichen psychotherapeutisch.

Diese Übungsmethode wirft völlig neue Probleme auf, mit denen wir uns zur Zeit nicht beschäftigen können. Ohne alle Zweifel ist die Idee der Sehverbesserung ein interessantes und zukunftsreiches Kapitel in der Augenheilkunde. Gewiß wird in 50 Jahren jede Universitäts-Augenklinik eine Abteilung haben, in der von erfahrenen Fachleuten die Augen zu höheren Leistungen trainiert werden."

Nun haben aber meine Patienten weder Zeit noch Lust, 50 Jahre zu warten, bis die Brillenraben nicht mehr um den Kyffhäuser fliegen. Ich helfe ihnen möglichst schon heute. Unter diesen Umständen jedoch kann man eine streng wissenschaftliche Darstellung heute noch nicht verlangen.

Im Urzustand haben die Wissenschaften immer etwas vom Mythos an sich gehabt. So kommen auch in diesen Seiten mehr als üblich Bilder, Gleichnisse und Philosophie vor. Oft mußten verwegene Notbrücken zur Erklärung der vielen neuen Erfahrungen und Tatsachen konstruiert werden.

Es ist nicht nötig, dafür um Entschuldigung zu bitten, im Gegenteil, diese Arbeit versucht mit vollem Bewußtsein, das große geistige Ziel unseres Jahrhunderts mit vorzubereiten: Die Vergeistigung und Beseelung der Naturwissenschaften. Den Wert unserer Hilfeleistungen beurteilen bei uns die Patienten.

Im übrigen scheint das immer eine anständige Arbeitsteilung: An der Front ist der praktische Arzt, ganz und gar erfüllt von dem Kampfwillen gegen die Krankheit und die Schwäche.

In der Etappe sitzt der Gelehrte und registriert, katalogisiert und ordnet das Neue, das die da vorn geschaffen haben.

Dem hohen Generalstab gehorchen wir aber beide gern.

Mit einigem Befremden wird wohl mancher Leser dieser Blätter bemerken, daß weit mehr als es sonst in Büchern der Heilkunst und Naturwissenschaft üblich und erlaubt ist, hier von philosophischen, allgemein menschlichen und sogar religiösen Dingen die Rede ist. Das muß aber so sein. 80 Prozent beim Seh-Akt sind ein seelisch-geistiger Vorgang. So sagt nicht nur *Bates*, sondern auch Geheimrat Prof. Dr. *Krückmann* in Berlin, der langjährige hochgeachtete Leiter der Berliner Universitäts-Augenklinik. Und auf meinem Arztschild steht: „Sehschule, Psychotherapeutisches Institut." Demnach müßten in diesem Buche eigentlich vier Fünftel von Seele und Geist handeln. Ich habe mich aber zu beherrschen gewußt und der Leser kommt mit zwei Fünfteln hier davon.

Auch ist eine ganze Abteilung dieses Werkes der Allgemeinbehandlung des Menschen, und noch dazu auf sogenannter naturgemäßer Heilart, gewidmet. Auch dafür habe ich meine Entschuldigung. Das Auge ist ein edles Organ, das heißt, es steht in vielfachem Zusammenhang mit anderen Provinzen, Regionen und Funktionen des Leibes, der Seele und des Geistes. An dem Auge hängt schließlich ein Gehirn und ein ganz lebendiger Mensch; beide stehen in einem Verhältnis der Abhängigkeit, der Gegenseitigkeit zueinander. Wenn auch ein jedes Organ im Menschen seine bestimmte Eigengesetzlichkeit hat, die unbedingt die lokale Behandlung erfordert, so wird wohl immer das einzelne Organ vom ganzen Körper aus unterstützt werden müssen.

EINLEITUNG

Wesen und Entstehung der deutschen Sehschulen

Wenn die Zeit reif geworden ist für neue Ideen, werden sie oft unabhängig voneinander gleichzeitig an verschiedenen Orten gefunden: Duplizität der Entdeckungen. So fanden *Mayer-Helmholtz-Joule* das Gesetz von der Erhaltung der Energie. So kamen um die Wende des letzten Jahrhunderts mehrere Ärzte auf die Idee, die Sehleistung des Auges durch gewisse Übungen und andere Maßnahmen zu erziehen und zu verbessern: In New York *Dr. William Bates* (sprich Beez), sein Freund, der Nervenarzt *Dr. Scholz* und *Graf Wieser* in Wiesbaden, später Liebenstein, dann Bad Eilsen.

Eine spätere Zeit wird es vielleicht schwer begreifen, daß die Idee der Augenübungen erst so spät entstand, gerade wie es uns Heutigen schwer fällt, die Gedankenlosigkeit vor *Kopernikus, Kolumbus* und *Harvey* zu begreifen.

Denn das Übungsgesetz, doch wohl das größte Gesetz allen Lebens, braucht man nicht erst in Hörsälen zu erlernen. Der tiefste Inhalt des Lebens ist Tätigkeit, Arbeit, Übung, mindestens ebenso wichtig wie alle Fragen der Materie, Form und Anatomie. Dem Lebensurgesetz der Betätigung ist alles Lebendige ununterbrochen und unbarmherzig unterworfen, sowohl die materielle Zusammensetzung, Gestalt, Geburt und Bildung, als die Erhaltung des Lebens und die Heilung.

Ohne rechte Arbeit und Bewegung verkümmert Volk, Mensch, Organ, Zelle und Ionenkomplex. Wir übersetzen das schöne

Arndt-Schulz'sche Gesetz von den kleinen, mittleren und übermäßigen Reizen in die aktive, heroische Sprache der *Seelen-Allkraft*:

> *„Leichte Arbeit tut gut,*
> *mittlere strengt an,*
> *übermäßige schadet bis zur Zerstörung."*

Oder einfacher in zweiteiliger Form:

> *„Richtige Arbeit nutzt, falsche schadet.*
> *Guter Gebrauch — böser Mißbrauch."*

Falsche Funktion ermüdet, schmerzt, entzündet, tötet am Ende, sei es mit sichtbarem Materialschaden oder auch ohne einen solchen. Wenn aber falsche Betätigung schadet, bis in körperlich-anatomische Verderbnis hinein, ist es dann auch möglich, durch Korrektur der Funktion wiederum bessernd einzuwirken?

1. direkt zur Wiedergewinnung einer guten Funktion und
2. auf den Bau eines Organes, also im pathologisch-anatomischen Sinne?

Gewiß ist das möglich. Alle Schulung, alle Übung, aller Sport arbeiten zielbewußt in dieser Richtung, sowohl zur Bildung eines idealen Körpers durch methodische Beanspruchung von der Seele aus, als zur Korrektur vorhandener Schäden, seien sie materiell (sichtbar) oder „bloß funktionell".

So sagte mir *August Bier* 1932: „Die Übungstherapie ist das wichtigste und herrlichste Kapitel allen Heilens!" — Nicht zum wenigsten deshalb, weil der Arzt-Lehrer dabei allmählich immer mehr entbehrlich wird und der (ehemalige) Patient nunmehr alles weitere allein besorgt. Ideal aller Erziehung und Heilung. —

Und der Leipziger Orthopäde *Prof. Scheede* 1936: „Die Psychotherapie steht mir im Zentrum meiner ganzen Orthopädie." Genau das gleiche nehmen wir in unserer Sehschule für die

14

Orthopädie der Augen in Anspruch. Wenn der Orthopäde und Gymnast durch beharrliche zielbewußte richtige Muskelübungen die Knochen, Gelenke, Knorpeln, Sehnen, Bindegewebe, Blutgefäße, Drüsen und Häute der kindlichen Beine und der Wirbelsäule wieder „zurecht bekommt", warum kann das Analoge nicht auch im Auge bewirkt werden? So ungefähr haben die obengenannten Ärzte gedacht und dabei vielleicht, ohne es zu wissen, an der heutigen Weltenwende mitgearbeitet! Aus der passiven Hygiene, die bis dahin zum weitaus größten Teil in Vermeidung von Schaden, Schmutz und Infektion bestand, wird in unserer Gegenwart aktive Heilarbeit, bei der natürlich der Patient immer mehr Hauptsache und der Arzt entbehrlich wird. Dafür mußten sie begreiflicherweise bis auf den heutigen Tag ziemlich heftige Ablehnung der Wissenschaft und optischen Industrie erfahren. Aber auch aus sachlichen Gründen:

1. Jeder Entdecker pflegt seinen Fund etwas vorschnell zu verallgemeinern und solange in seinen Konsequenzen zu verfolgen, bis er die Grenzen überschreitet und darin seine Begrenzung findet. Bei dieser kritiklosen Übertreibung ins Extreme hilft eine dankbare Klientel oft mit. Was Wunder, daß auf der anderen Seite die legitimen Augenärzte und Gelehrten in Verteidigung ihrer Stellungen im Gegenangriff nun auch zu weit gehen und die Idee der Sehschulung als unsinnig, unmöglich und den Naturgesetzen widersprechend ablehnen.

2. Übungen sind Willkürbewegungen, zu denen man der Muskeln bedarf. Am Auge gibt es aber nur sechs äußere Muskeln und innen nur den Ciliarmuskel und die Muskeln der Iris.

Diese inneren Muskeln kann der Europäer bisher nicht willkürlich bewegen und selbst wenn er es könnte, wie soll davon namentlich die Netzhaut und Lederhaut heilerisch beeinflußt werden? Die hier waltenden biologischen Zusammenhänge werden erst in dem Kapitel „Netzhaut" im II. Band besprochen.

1. Leben und Werk
von Dr. William Bates

Sein Leben (1862—1932)

Als junger Augenarzt konnte William Bates seinen Beruf wegen Sehschwäche kaum noch ausüben und auch ein Arsenal von Brillen, mit dem er ständig bewaffnet war, hielt die zunehmende Verschlimmerung nicht auf. So saß er eines Tages betrübt in tiefem Sinnen vor seinem Schreibtisch. An der Wand gegenüber hing ein größeres Bild, das einen Steindruck des Felsens von Gibraltar darstellte. Plötzlich glaubte er, in dem Felsen eine Anzahl kleiner schwarzer Höhlen zu sehen (Kasematten), von denen er bis dahin nie etwas gesehen oder gewußt hatte. Er hatte also erstmalig spontan einen „lichten Moment" erlebt. — Die neue Entdeckung kontrollierte er aus der Nähe mit einer Lupe (ohne Brille). Bei Wiederholung des Versuches aus der Ferne (ohne Brille) trat der lichte Moment keineswegs regelmäßig ein, aber doch einige Male. Bates genialer Gedankenblitz lautete nun: Why not? Warum ist es nicht möglich, den glückhaften Moment oft und öfter systematisch herbeizuführen?

Und das versuchte er drei Jahre lang mit unerschöpflicher Ausdauer, bis er gelernt hatte, durch gewisse einfache Maßnahmen den lichten Moment immer sicherer, schneller, leichter herbeizuführen und beizubehalten.

Besonders einmal, als er nach einer Rudertour im Boot treibend auf dem Rücken lag. In vollem körperlichem und seelischem Behagen sieht er *plötzlich* tausend Blätter in den Baumzweigen über sich so gut wie mit der Brille. Er legt seine Brille endlich dauernd ab und kann seinen Beruf als Augenarzt, auch

16

viele Operationen, unbehindert ausüben. Seine Heilerfolge wachsen. Aus den Honorar-Verdiensten hat er in einem obersten Geschoß ein Institut von etwa 15 Zimmern in der 5th Avenue in New York eingerichtet. Große Summen werden verdient und für kostspielige Versuche verbraucht. Er war ein stiller zurückhaltender Mann, tief verbittert über die scharfe Ablehnung seines Lebenswerkes von Seiten der Fachgenossen, die ihn schließlich „wegen Verächtlichmachung der augenärztlichen Wissenschaft" aus ihrer Gemeinschaft ausstießen.

Sein Werk

Bates faßte seine großen Erfahrungen und Forschungen zusammen in einem Buche „Perfect Sight Without Glasses", 1920, New York, übersetzt von Frau Elisabeth Friedrichs, 1929.

Dieses Buch muß hier kurz besprochen werden. Es hinterläßt auch bei dem geduldigen Leser einen zwiespältigen Eindruck, der sich bei öfterem Durcharbeiten steigert. Geniale Gedankenblitze, originelle Versuche, erstaunliche Heilerfolge sind eingebettet in einem Strom von apodiktischen Sätzen, die völlig unsystematisch ohne genügende Selbstkritik, ohne Angabe von Mißerfolgen und Gegenanzeigen die Grenzen des neuen Verfahrens nicht kennen und großenteils weder experimentell nachzuprüfen, noch lehrbar sind. Sogar die zahlreichen Photographien sollen stark retuschiert sein und nicht das zeigen, was Bates demonstrieren will.

Die ersten sechs Kapitel sollen seine Lehre von der Akkommodation begründen, die aber keineswegs von ihm erfunden worden ist; sie herrschte lange Zeit allgemein als die Lehre von der Augenverkürzung, bis *Helmholtz* sie durch die Erkenntnis der Linsenkrümmung ablöste. Man nennt sie am einfachsten die *Arlt'sche* nach einem führenden Wiener Augenarzt (1812—1887).

Kapitel 7—11 untersuchen die Ursachen der Kurzsichtigkeit. Das meiste davon war allgemein bekannt. Neu daran war aber,

17

auf falschen Gebrauch der Augen als Ursachen der Kurzsichtigkeit den entscheidenden Wert zu legen, also eine funktionelle Pathogenese.

Völlig originell ist aber eine andere große Tatsache: Die enorme Veränderlichkeit des Auges in allen seinen Teilen, seine innere Beweglichkeit, namentlich aber die der Sehleistung, die bei vielen Augen in Minuten und Viertelstunden um das Doppelte, Dreifache und noch viel mehr schwankt. Hier liegt die große Grundlage, welche die Aussicht auf neue, ungeahnte Heilmöglichkeiten auf dem Wege der Erziehung eröffnet, nicht in dem leidigen Streit um die Achsenlänge, die für den Praktiker wenig und für den Patienten gar nicht wichtig ist.

Kapitel 12—19: Physiologische Bedingungen des guten Akkommodierens und namentlich die psychischen Zusammenhänge, welch letztere von der Hohen Schule bis jetzt als Phantasterei abgelehnt wurden, da „exakt nicht beweisbar und des wissenschaftlichen Denkens unwürdig".

Kapitel 20—25: Alterssicht, Schielen, Amblyopie.

Kapitel 26—27: Vorbeugung.

Kapitel: 28—32: Krankenbeobachtungen und Heilerfolge.

Das Arsenal der Übungen beschränkt sich auf ganz wenige: Palmieren, Lichtwechsel, Schwingen, Schweifen und Imaginieren.

Kritisches Werturteil

Man sieht, ein Lehrbuch der Augenheilkunde ist das nicht, will es auch nicht sein. Das Neue und Wertvolle liegt nicht in der wiederentdeckten Akkommodationslehre, in anatomischen und zoologischen Studien und den unzulänglichen materiellen Beweisen, sondern

1. *wissenschaftlich:* Wie *Galilei,* sich vor dem Inquisitions-Tribunal aufrichtend, sein „Eppure si muove" sprach, so beharrt *Bates* auf seiner Entdeckung der unerhört schnellen und inten-

siven Veränderlichkeit und Beweglichkeit des Auges. Er „motorisiert" die bis dahin im Zeitalter *Virchows* am Starren haftende Augenwissenschaft. So schaut *Kopernikus* die Erde, *Harvey* die Blutsäule und ein ungenannter den Nervenkreislauf: überall wird totes Photo in lebendes Kino verwandelt, bis wir in Ehrfurcht *Leonardo* begreifen: „Vita è muovere."

2. *Therapeutisch-pathologisch:* Wenn *Bates,* indem er *Virchow, Martius* und *Bergmann* vereint, die Sehstörung zumeist aus falscher Funktion herleitet, so bietet er damit — vor fast 40 Jahren — vielleicht das erste Beispiel einer funktionellen Therapie, der künftigen lebenserfüllten Heilkunst.

3. Wenn das Auge wie jegliches Ding durch Mißbrauch Schaden leidet, kann es dann durch rechten Gebrauch sich wiederum bessern? „Nein!" sagt die Wissenschaft, solange sie als Heilung nur die direkte Gestalt verändert und den Patienten fast ausschließlich passiv behandelt, wie ein Stück Holz mit physikalischen, chemischen und chirurgischen Künsten. „Ja!" sagte *Bates,* „gewiß ist es möglich, das Auge durch Übung erstens in seiner Funktion zu verbessern und dadurch auch indirekt seine materiellen Verhältnisse."

Von einem sorgfältigen, systematischen Unterricht war damals gar keine Rede, eine Sehschule war ihm völlig fremd, sowohl der Begriff wie der Name. Ein jeder Patient saß in seinem schmalen sechs Meter langen Kabinett, der großen Sehkarte gegenüber, solange bis er eben wieder lesen konnte. *Bates* muß über eine außerordentliche suggestive Kraft verfügt haben. Er stieß seine Patienten mit dem vehementen Befehl vorwärts: Du kannst, du kannst, du wirst sehen! Ein zweiter *Coué* mit heftigem Temperament.

Das Große und Eigene an *Bates* ist der Vorrang des Geistes und Willens vor dem Körper. Wenn man lange genug hinhört und „Ohren dafür hat", dann fühlt man in seiner Tiefe viel von der sieghaften Willensgewalt und Denkhöhe des entschlossenen zielbewußten Geistes, der das Schicksal bekämpft und „wendet".

2. Dr. Graf Wieser

Etwa gleichzeitig mit *Bates* kam *Graf Wieser* auf ähnliche funktionelle Methoden. Nur bediente er sich dabei vorwiegend der Kontrabrillen, d. h. also für Kurzsichtige der konvexen und für Weitsichtige der konkaven Gläser. In seiner geschickten Hand wurde vielfach die Brille, sonst nur Notbehelf, zum Heilmittel. Nach dem Vorbilde von *Bates* werden bei ihm in Bad Eilsen aktive Seh-Übungen vorgenommen. Außerdem wird eine sorgfältig ausgebaute Behandlung mit erwärmten Moorkissen angewendet. Die Erfolge nach dieser Behandlung wurden durch eine ungewöhnlich zahlreiche Klientel erwiesen und auch durch heftige Angriffe von Seiten der Hohen Schule. Im Gegensatz zu *Bates,* der zu kurpfuscherischer Nachahmung nur allzuleicht verleitet, hat *Wieser* kaum je Schule gemacht, wenn man die Anstalt seines Nachfolgers *Dr. Koch* in Liebenstein nicht so bezeichnen will. Zur dauernden genauesten Auswahl der Kontragläser wäre ein Laie nie imstande.

3. Frau Elisabeth Friedrichs

Durch diese bemerkenswerte Frau wurde die originelle Bates-Methode auf eigenartige Weise nach Deutschland gebracht. Von Haus aus Musikschriftstellerin, lebte sie, an beiderseitigem Star nahezu blind, nach dem Kriege in äußerst bescheidenen Verhältnissen in Locarno. Dort wird sie auf der Straße 1926 von einer Fremden, einer Engländerin, angesprochen, ob sie ihr schweres Augenleiden nicht loswerden wollte durch das Buch des amerikanischen Augenarztes *Bates?* Sie lehnt das zunächst ärgerlich ab, erhält jedoch andern Tags das Bates-Buch „zur Ansicht", läßt es sich vorlesen, lauscht und fängt Feuer, gerät in Ekstase und bleibt in diesem enthusiastischen Zustand ohne sich jemals mit medizinischen Angelegenheiten befaßt zu haben, findet bei dem Verleger einen zu jedem Opfer bereiten Mithelfer, gründet die Zeitschrift „Lernt wieder sehen" und übersetzt das Bates'sche Originalwerk.

In der seinerzeit viel gelesenen Zeitschrift „Die Weiße Fahne" hatte ich damals einen öffentlichen Meinungsaustausch mit dem wohlbekannten Augenarzt *Dr. Karl Eberhard Weiß* in Stuttgart über den Begriff der Sehschwäche, den er abstritt und den ich verteidigte. Unter mancherlei Zuschriften erhielt ich auch das soeben erschienene Buch der *Frau Friedrichs*. Von jeher durchdrungen von dem großen Heilgedanken der geistgeführten Übung entspann sich ein Briefwechsel zwischen ihr und mir, im Verfolg dessen ich sie aufforderte, mir ihre Unterrichtsweise an Kranken vorzuführen. Das tat sie im Februar und März 1928. Die Erfolge waren so unverkennbar, daß ich ihr in einem von mir geleiteten Sanatorium in Hennef a. d. Sieg eine Abteilung einrichtete und dafür nachweislich das Wort „Sehschule" schuf, um von vornherein jedes kurpfuscherische Gebaren auszuschließen. Bei *Bates* oder sonst in Amerika ist nie von „Schule" die Rede gewesen. *Frau Friedrichs* hat in Hennef unter meiner ständigen Kontrolle und Verantwortung ihre Lehrtätigkeit begonnen. Wie mancher Prophet und besonders die weiblichen, ersetzte sie ihre absolute sachliche Unkenntnis durch glühende Begeisterung. Neben *Bates* gab es keine anderen Götter, nicht einmal unter ihm. Bald blieben meine eigenen Patienten aus der täglichen Behandlung weg, weil *Frau Friedrichs* sie ihnen verboten hatte. Damit fand ihre Tätigkeit bei mir ein Ende, und sie zog, umgeben von zwei Dutzend Jüngerinnen nach Ilmenau zu *Dr. v. Kruska*, dem es mit ihr ähnlich erging. Von Ilmenau aus kehrte sie nach Locarno zurück und gründete dort ihre eigene Sehschule unter Kontrolle eines Augenarztes, der ihr aber bald unerträglich wurde.

Im folgenden Jahr nahm eine reiche Ungarin, die in Hennef Heilung ihres Augenleidens gesucht hatte, *Frau Friedrichs* als Begleiterin mit nach New York zu *Dr. Bates*. Bei ihm hielt sie

21

sich fünf Wochen auf und fand seine Anerkennung, so daß sie von ihm als seine Vertreterin in Deutschland bevollmächtigt wurde. Ihr Starleiden war, als sie zurückkam, in keiner Weise gebessert. Sie starb dann 1931 in Locarno und die Locarno-Schule wurde von ihrer Helferin, Fräulein *von Fellenberg* in Heiden bei St. Gallen fortgesetzt, wo sie heute noch mit Erfolg weitergeführt wird. Auch die Sehschule in Ilmenau hat sich unter der vortrefflichen Leitung *Dr. v. Kruskas* allgemeinen Ansehens erfreut.

4. Die weitere Entwicklung der Sehschulen seit 1930

Eine geringe Zahl von Ärzten, auch Augenärzten, nahmen Interesse an dem neuen Verfahren; außer *Dr. v. Kruska* und *Dr. Weiß* sind zu nennen: der 1934 auf dem Weißen Hirsch bei Dresden gestorbene Augenarzt *Dr. Steinkühler*, der Naturarzt *Dr. Schlüter* in Hamburg, der praktische Arzt *Dr. Fock* in Helmstedt, Frau *Dr. Öser-Schlüter*, Franktfurt/M., und Dr. *Walter Just*, Jungborn/Harz.

Ich selbst habe neben meiner umfangreichen Praxis als Naturarzt seit 1928 ununterbrochen Sehleidende behandelt und mich bemüht, Ordnung und Methode in die ganze Behandlung zu bringen. Einige meiner Erfahrungen veröffentlichte ich in der Zeitschrift „Lernt wieder sehen" in den Jahren 1928—1934. 1931 erschien mein „Praktischer Leitfaden zum Sehunterricht", hauptsächlich für meine Schüler und Patienten, der ähnlich wie der „Katechismus" der Frau *Käte Hasenohr-Dyck* viel Verbreitung gefunden hat. In Ilmenau, Locarno und Wiesbaden sind eine beschränkte Anzahl von Sehlehrerinnen ausgebildet worden, die zum Teil recht gute und gewissenhafte Arbeit leisten und dabei sich aller rein ärztlichen Maßnahmen, wie z. B. Arznei-

22

verordnungen und Bestrahlungen und Massagen streng enthalten.

Zahlreiche andere Unternehmungen in Deutschland nennen sich auch „Sehschule", bekümmern sich aber oft herzlich wenig um den mühevollen, zeitraubenden Seh-Unterricht, vielmehr ziehen sie das viel bessere Geschäft mit bunten Lichtkästen und Wundersalben vor. Diese Verwilderung der ganzen Bewegung hat zu ihrem Ansehen nicht beigetragen. In Übereinstimmung mit den genannten Kollegen habe ich den Namen „Bates-Bewegung" seit 1931 geändert in die Bezeichnung „Deutsche Sehschule", nicht aus schnöder Undankbarkeit gegen *Bates,* sondern um damit unmißverständlich zum Ausdruck zu bringen, daß wir in Unabhängigkeit von ihm, von seinen Übertreibungen, Einseitigkeiten und Irrtümern abrücken.

So ist aus den *Bates'schen* und anderen Anregungen allmählich das Gebäude der „Deutschen Sehschule" erwachsen.

Parallel mit meinem 1931 erschienenen „Leitfaden" erschien 1937 von *Dr. Fock* „Verhütung und naturgemäße Behandlung von Sehstörungen durch Übungen" *) und 1936 über dasselbe Thema eine Schrift von Frau *Dr. med. Öser-Schlüter* in Frankfurt/M.

5. Der äußere Rahmen der Sehschule

Meine Sehschule wird abgehalten in Form von Kursen. Der Kursus dauert durchschnittlich 4, 6 und 8 Wochen; täglich zweimal je zwei Stunden wird gearbeitet, am Vormittag wird der Unterricht vom Arzt selbst, nachmittags sowohl von ihm als von dem Hilfspersonal geleitet. Der Patient wird zunächst auch all-

---

*) Neue erweiterte und verbesserte Auflage 1960, „Scharfe Augen ohne Brille", im Lebensweiser-Verlag, Gelnhausen-Gettenbach. Kart. DM 4,80 mit Abbildungen und Tafeln.

gemein untersucht. Die meisten Patienten sind schon einmal oder öfter von Augenärzten untersucht und mit Brillen ausgestattet worden. Sie werden eingeführt in unsere allgemeinen Arbeitsgrundsätze und die Tagesordnung; Wohnung und Lebensweise wird besprochen und festgelegt. Sobald wie möglich werden die Schüler je nach Grund und Art ihrer Leiden in Gruppen und Klassen zusammengestellt. Wir haben mit diesem Gemeinschaftsunterricht die besten Erfahrungen gemacht, vor allem, weil jeder Patient auf diese Art täglich nahezu vier Stunden vom Arzt belehrt, beeinflußt und beobachtet werden kann. Besonders schwierige Fälle verlangen natürlich Einzelbehandlung. Auf diese allgemeine Art kann man Gruppen von 12—20 Schülern sehr wohl gemeinsam Seh-Unterricht erteilen.

Wie bei jeder ernsthaften Schulung müssen zunächst mit einem nüchternen Drill die elementarsten Grundlagen gelegt werden. Etwa in der dritten Woche pflegen sich die ersten greifbaren Sehverbesserungen einzustellen. Unter vier Wochen werden die Schüler nur ausnahmsweise angenommen.

Für die Schule sind drei bis fünf helle, geräumige Zimmer mit schöner Aussicht, weitem Blick ins Grüne, viel Sonne und geräumigen Balkons erwünscht, aber nicht unbedingt notwendig. (Abb. 1 und 2, Tafel I.)

Ort der Sehschule

In der Großstadt ist der Besuch der Sehschule ohne Berufsunterbrechung nur am Abend möglich. Aber mit müden Augen ist abends nicht viel anzufangen. Umgekehrt liegen die Verhältnisse, wenn die Sehschulen in einem Kurort eingerichtet werden, z. B. in Ilmenau, Jungborn, Wiesbaden, Baden-Baden. Hier erwachsen leider die empfindlichen Kosten eines Kuraufenthaltes und die Zahl der Besucher ist dementsprechend beschränkt, zumal ja Kassenpatienten bisher leider nicht in Frage kamen. Dem stehen aber Vorteile gegenüber als da sind:

24

1. Ausruhen und Ausspannen des ganzen Menschen;
2. Ablösung vom Alltag und seinem Zwang;
3. Ein dauerndes Einstellen und Sammeln von Geist und Gemüt auf die schöne Aufgabe und die Welt von neuen frohen Kenntnissen und Erlebnissen, die ganz wohl mit einem „Seelenbad" der Bayreuther Festwochen zu vergleichen wären.

Zum Besuch wie auch zur Leitung einer Sehschule eignet sich durchaus nicht jeder. Von tausend Brillenträgern meldet sich ja auch kaum einer; und wenn, dann nur solche, die erstens die Übungstherapie auch in ihrem Falle für aussichtsreich halten und zweitens zu einem ernsthaften Versuch Lust, Energie, Zeit und Geld haben.

Die Gefahr, daß Patienten eintreten, deren Augenkrankheit eine Übungsbehandlung streng verbietet, ist lange nicht so groß wie auch ich anfangs befürchtete. Erstens ist in unserer hochkultivierten Bevölkerung fast jeder Patient, der zu uns kommt, vom Spezialarzt voruntersucht. Zweitens hält ein zuverlässiger Instinkt Kranke mit nennenswerten Entzündungen und schmerzhaften Reizzuständen mit Sicherheit von einer Sehschulenbehandlung ab, so sicher wie ein Mensch mit akuten Gelenk-, Magen- und Kopfschmerzen gewiß nicht in die Turnstunde geht. Drittens ist der ärztliche Leiter einer Sehschule selbstverständlich im vollen Maße dafür verantwortlich, daß kein Schaden geschieht. Ich selbst wundere mich von jeher, daß das in gewissen Laien-Sehschulen nicht viel öfter vorkommt. Viertens, vor allem: Der ununterbrochene persönliche Umgang mit allen Patienten müßte unfehlbar einem wirklichen Seh-Arzt es sofort anzeigen, wenn wider Erwarten die Übungen oder irgendwelche anderen Maßnahmen doch um ein weniges zu stark dosiert waren. Gewiß kommt das auch bei uns einmal vor, aber allerdings niemals mit geringster Schädigung, denn darin besteht ja die Arbeit des Arztes, daß er bei jedem Patienten jede Übung in jeder Minute so steuert, daß das Gesundheitsschifflein fröhlich und sicher zwischen der Scylla des Zuwenig und der Charybdis des Zuviel hindurchsteuert.

Der ganze Geist in einer Sehschule, die diesen Namen verdient, ist eigenartig. Das Größte, was ein guter Lehrer leisten kann, ist seinen Zöglingen Freude und Begeisterung am Gegenstand beizubringen, sei es nun Geschichte oder Mathematik, Sprachen oder Naturwissenschaft.

Aber *ein* „Gegenstand" steht weit über diesen Dingen: das eigene Können. Es gibt auf Erden nichts, was uns so mit edlem Stolz erfüllt, wie die Zunahme der Leistungskraft! Deshalb ist ja das Kind so voll Seligkeiten, weil es immerfort seine eigenen Leistungen überbietet, sei es im Gehen und Klettern, im Tanzen und Singen, im Laufen und Springen.

In der vierten und fünften Woche der Behandlung werden aus einzelnen lichten Momenten immer mehr Dauerzustände. Dann ist es schmerzlich, wenn die Patienten, ehe noch diese Sicherheit erreicht ist, halbgeheilt nach Hause reisen müssen.

Mancher macht sich falsche Begriffe über die Mühe und Arbeitsleistung, die er in der Sehschule aufwenden muß. Mit so ein bißchen halb spielerischen Übungen, einige Minuten gelegentlich, ist gar nichts getan. Auch die Anschaffung des einen oder anderen Büchleins hilft wenig, wenn man es nach flüchtigem Durchlesen in den Bücherschrank abstellt.

Vier Stunden täglich, das sind etwa hundert Stunden in einem Monat. Im Vergleich zur Zeit und Mühsal des Lesenlernens in der Schule ist das nicht viel, aber doch eine ernsthafte Arbeit. Andere Schüler und Eltern stellen sich den Übungsgang schwieriger vor als er ist. Auch geweckte Kinder haben schon im Alter von 6 Jahren den Kursus mit vollem Erfolg durchgemacht. Häusliche Kontrolle der Übungen durch Mütter, z. B., wäre sehr förderlich, ist aber selten zu erreichen.

6. Grundriß des Lehrplanes

Das natürliche System

Der Lehrplan bildet ein einheitliches, organisches Ganzes, ein Kunstwerk, in dem jeder Teil mit jedem anderen zusammenhängt und in Wechselwirkung steht, in günstigem „Circulus virtuosus" oder schädlichem „Circulus vitiosus". (Nur den letzteren kannte die Medizin, solange die pathologische Nebensache die therapeutische Hauptsache verdrängte.) Hie Therapie, dort Pathologie.

Der Schulplan ist aus jahrelangen täglichen Heilexperimenten und Beobachtungen erwachsen; bisweilen bleibt er wohl zurück hinter dem heutigen Stande der Augenwissenschaft, bisweilen greift er weit in die zukünftige Entwicklung hinaus.

Das Eigenartige und Schöne an unserem Schulplan besteht darin: Er verbindet bewußt und immerfort Körperliches und Geistiges, wie es in diesem Grade — wenigstens in der Heilkunst — noch kaum geschehen ist.

Jeder geistig durchdachte Lehr- und Heilplan muß wissen, was er will, muß obere Ziele setzen.

Unsere fünf Ziele heißen:

1. Ruhe;
2. Bewegung: passiv, aktiv; mobil, elastisch;
3. Sensibilisieren: Die Lichtempfindung bessern. Retina, Farbe, Iris;
4. Regulieren: Alle Steuerungen und Koordinationen wiedergewinnen. Geist, Zusammenspiel;
5. Bewußtmachen des Gesehenen. Geist, Deutung.

Damit ist im gröbsten Umriß die Grundlage gegeben. Nach vierjähriger Arbeit fand ich eine Bestätigung dafür, daß dieses Schema nicht willkürlich zusammengebaut ist, sondern daß wir, ohne es recht zu wissen, „eigentlich nichts weiter tun" als den

Gang der Natur auf der höheren Ebene bewußter Methodik zu wiederholen (worin auch z. B. *Plato* das Wesen menschlicher Hochkultur und Kunst erschaute). In seiner Rektoratsrede in Jena (Juni 1932) „Über das Sehenlernen des Kleinkindes" schilderte Herr Prof. *Löhlein* in geradezu klassischer Anschaulichkeit, wie das Kleinkind in holder Unbewußtheit die Sehkunst stufenweise einübt: Ruhe — Licht — Konvergieren — Zielen — Akkommodieren, alles still, aufmerksam, an seinen kleinen Händchen. Also Schritt für Schritt unser Programm, — das somit als ein echtes „natürliches System" gelten kann. — Und Herrn Prof. *Löhlein* gebührt unser aufrichtiger Dank, den wir ihm nicht in billigen Worten, sondern gerade auch bei weit auseinandergehenden Ansichten, durch die schuldige Hochachtung vor den großen Leistungen der wissenschaftlichen Ophtalmologie beweisen. Nicht als Gegner, die sich gegenseitig beißen und stechen, sondern als Berufsgenossen wollen wir in gemeinsamer Arbeit im Dienst am Auge unsere Kräfte einsetzen.

7. Sehschulung und Psychotherapie

J. H. Schultz's Autogenes Training

Unsere Anstalt haben wir von Anfang an ein Psychotherapeutisches Institut genannt, deshalb ist in diesem Buche die Seele das A und O.

Im September 1937 tagte in Wiesbaden der Internationale psychotherapeutische und Bäder-Kongreß, mit 140 Teilnehmern, darunter führende Männer aus England, Frankreich, Deutschland und Italien. Die Herren waren sich in ihren großen Programmreden einig, daß in *jeder* Krankheit die Seele zu 80 Prozent Anteil habe. In Entstehen, Wesen, Heilung und künftigen Folgen.

28

Dieselben 80 Prozent gibt der langjährige Berliner Ordinarius Prof. *Krückmann* als Anteil der Seele beim Seh-Akt zu. Dieselben 80 Prozent würde auch der Ordinarius für Orthopädie in Leipzig, Prof. *Scheede* taxieren. Demnach müßte unsere Biologie und Pathologie, unsere Heilkunst und Weltanschauung zu vier Fünfteln seelisch studiert und betrieben werden. Davon sind wir wohl noch ein kleines Saekulum entfernt, aber das macht nichts. Gut Ding will Weile haben, und gut reift, was in hartem Kampfe reift.

Ein kleines Feuerchen in diesem Kampf ist das vorliegende Buch, dessen wissenschaftliche und sonstige Mängel in umgekehrtem Verhältnis zu seiner seelischen Zündkraft stehen.

Der Hauptredner auf dem Kongreß war der Psychotherapeut Prof. J. H. Schultz, Berlin. In seinem Programmvortrag über Lebensrhythmus und Badekuren brachte er mehrere praktische Gesichtspunkte seiner Seelen-Heilkunst. Alles, was er mitteilte, stimmte in hohem Grade mit unseren Übungen überein. Zunächst sein Autogenes Training, seine Selbst-Übungsmethode, die mit unserer Sehschule geradezu zusammenfällt. Auch er eröffnet

1. seine Erziehungskuren mit Ruhestellung, was wir mit Palmieren bezeichnen.

2. mit leichten ausgeführten oder auch nur imaginierten Übungen, nicht nur der Muskeln als des Gefühlssinnes, der Gefühle von Schwere und Wärme, bis er eine Willensherrschaft über das Blut gewinnt, die etwas Verwandtes hat, einmal mit der Yoga-Schulung, aber auch mit der Kalt-Wasser-Anwendung *Kneipps*, am meisten mit unserem Sensibilisieren.

3. Auch das Mobilisieren spielt bei ihm eine wichtige Rolle, sei es, wegen mangelnder Kraft, sei es bei Hemmungen, sei es wegen psychisch-mechanischer Unfähigkeit.

4. Als vierten Satz brachte er die Anpassungsfähigkeit an den Lebensrhythmus. Wenn accommodatio das lateinische Wort für unser Wort Anpassung ist, dann muß in unserer Akkommodations-Schule der Lebensrhythmus eine große Rolle

spielen, sei es, daß er gesteuert ist von Neuro-Hormonen, auf dem Blutwege oder vom Zwischenhirn aus (auf dem Lymphwege?) oder von den Hirnganglien aus auf dem Wege der Nervenkabel.

5. Beim alten Menschen bringt die Pensionierung öfter alle Räder zum Stehen, also den Tod. Der Amtstrott war mit seiner starren Gewohnheitsmacht stärker als die Lebenskraft geworden. Die Nicht-Funktion tötet, die unterbundene Funktion vermindert die Lebenskraft, alles Dinge, die wir täglich entsprechend im Auge beobachten und bekämpfen.

Umschaltung schlechter Gewohnheiten in gute ist unsere tägliche Arbeit.

6. Das Leben schaukelt fortwährend hin und her, herauf und herunter, zwischen Wellenberg und -tal, zwischen Anspannen und Abspannen, zwischen Systole und Diastole, zwischen Verdichtung und Verdünnung. (Einer der gewaltigsten Klänge in der kosmischen Melodie der ionischen Philosophen.)

Nun brachte der Redner zwei Kurven in prägnanter Klarheit zur Gegenüberstellung. Die eine ist die Stoß-Kurve, in einem harten Zickzack gradlinig und spitzwinklig gebrochen. Ihr gegenüber die in der Umkehrstelle nur kontinuierlich umgesteuerte, also die geschlängelte Wellenlinie.

Beide Kurven haben ihren Wert und ihre Bedeutung. In der hartgestoßenen bewegt sich die Zylinderscheibe, der aufprallende Parademarsch, der Schmiedehammer, in der geschlängelten verlaufen alle Lebenskurven im Weltall.

Die harte Kurve kann leicht das Material zertrümmern und Unheil anrichten, wo ein weiches Umbiegen das Leben noch wieder in Betrieb gesetzt, Krankes und Wundes geheilt hätte.

So lauten in unserer Sehschule die am meisten gepredigten Worte: Sachte, leise, langsam, adagio, peu à peu, allmählich steigern, allmählich wieder abschwächen, sich einschleichen, sich einschmeicheln, — so geht es den ganzen Tag.

30

Eine große Rolle spielt natürlich in J. H. Schultz's „Autogenem Training" die Frage der Verspannung und der Relaxationen. Fehlt überhaupt die Fähigkeit zur Spannung gänzlich, dann besteht schlaffe Lähmung. Umgekehrt kann die Fähigkeit zum Ausschalten fehlen, z. B. eine zur festen Gewohnheit gewordene Muskelabwehr, die der Redner drastisch vorführte mit emporgezogenen Schultern und eingezogenem Kopf, die Haltung eines Prügelknaben. So wie die Schultern dieser Unglücklichen „in Hartspann" geraten sind, so sind die Augen in Ciliarmuskel, Linse, Hornhaut, Lederhaut, Lidern, Außenmuskeln, bis auf die Haargrenze hinauf und bis in verklemmte Mundwinkel hinunter in den gleichen Zustand der Dauerverspannung und Angst geraten. Das hat *Bates* vor 30 Jahren erkannt und geheilt.

7. Die Geschwindigkeit. Rhythmus, Tempo und Arbeitsqualität, das sind die drei großen Faktoren, die man ja zunächst erst von einander abtrennen und in ihrem Gegensatz betrachten mag; dann aber unter dem Kennwort aller synthetischen und versöhnlichen Geister wie Konfuzius, unter dem „Et — Et", dem „Sowohl — Als auch", in ihrer Gegenseitigkeit begreift und liebt.

Wir haben in unseren Krankengeschichten Fälle, wo der Rhythmus, die Geschwindigkeit des Sehens, nach schweren Störungen in monatelanger Arbeit von Tag zu Tag wiedergewonnen worden ist. Da geht es wie im Kino, wo der Film um das Zwanzigfache langsamer abrollt; wie man da, unendlich interessant, die Flugbewegung eines landenden Storches „unter die Zeitlupe" nimmt. So sieht man bei dieser Gelegenheit, wie ganz allmählich das Auge wieder volle Sehgeschwindigkeit erlernt, die vorher auf $1/100$ herabgesetzt war, z. B. bei einer Neuritis optici durch Erfrieren.

Eigentlich braucht man sich dazu ja nur zu erinnern, wieviel Zeit man als A-B-C-Schütze brauchte, um ein Wort, womöglich ein unbekanntes Fremdwort, mühsam mit seinen einzelnen Buchstaben aneinanderzuleimen und dann die Zunge elastisch zu machen, bis z. B. das Wort Postkutschkasten in einem Zuge glatt abrollen konnte.

Diesen Akt denke man sich auf einige Monate verteilt, in denen man das allmählich wiedergewonnene Zusammenspiel des Augen-Orchesters zu erfassen wagt, in dessen Netzhaut allein 150 Millionen Primgeiger (Sehstäbchen) mit ihren Fiedelbogen das ewige Lied des Lichtes singen und geigen, staccato und legato, trillernd und stoßend, schluchzend und blitzend.

8. Wert und Notwendigkeit der Sehschulung

Ehe der allgemeine Kampf gegen Fehl- und Schwachsichtigkeit aufgenommen wird, bedarf es der ernstlichen Erschütterung und Erweckung auf diesem Gebiet, auf dem wir bisher geschlafen haben. Der Wille zu tüchtigen Augen muß erst wieder wachgerüttelt werden. Und gleichzeitig das richtige Werturteil und der richtige Abscheu gegen die Minderwertigkeit auf allen Gebieten, auch auf dem der Augen. Eben diesen Willen drückt das Motto unseres Buches „Laßt uns Augenathleten werden" einfach und deutlich aus. Ob diese Möglichkeit besteht, darüber wird hier kein Wort mehr verloren, nachdem heute die meisten Augenärzte zugeben, daß sich die Sehleistung verbessern läßt, während diese Übungsidee vor 10 Jahren einstimmig als absurd, gegen die Naturgesetze verlaufend und als Kurpfuscherei von Autoritäten und Behörden gebrandmarkt wurde.

Nachdem die Möglichkeit nicht mehr bestritten wird, erhebt sich die 2. Frage: Welchen Wert hat eine Sehverbesserung, welchen Wert haben überhaupt gute Augen? Darüber sind die Meinungen mehr geteilt als der einfache Mensch es glauben kann. Werturteile sind Willensäußerungen, also subjektiver Natur.

Die Verteidiger der Brillen können für ihren relativen Wert mancherlei anführen: Brillen können bei Überanstrengungen

Verschlimmerungen vorbeugen. Sie können Beruf und Existenz ermöglichen, sie können bei nicht mehr zu verbessernden Augen künstlichen Ersatz leisten, sie können sogar unter Umständen, z. B. beim *Grafen Wieser* die Akkommodationsverhältnisse umschalten und so eine dauernde Kräftigung der Augen einleiten. In Summa: Es gibt genug und übergenug Fälle, wo die Brille eine große Wohltat für minderwertige Augen bedeutet, wo sie nützlich, angenehm, barmherzig und unentbehrlich ist. Immer aber bleibt sie ein Notbehelf, fast niemals eine Heilung; namentlich bei dauerndem Gebrauch. Sie ist und bleibt ein Fremdkörper vor den Augen, den die vollwertige Natur mit aller Kraft abstoßen muß und will.

Über den Wert guter Augen muß man zuerst die Menschen befragen, die keine solchen haben. Das Werturteil der Augenkrüppel fällt sehr verschieden aus. Die einen sind unglücklich, wenn ihnen der Arzt eine harmlose Schulbrille von —3^1/$_2$ D verschreibt, andere nehmen es geduldig hin und wieder andere sind glücklich und stolz im Besitz dieser Gesichtsverschönerung, die ihnen nicht nur die fehlende Sehleistung, sondern auch den fehlenden Intelligenzausdruck allsogleich ersetzt.

Der subjektive Zustand der Sehschwachen hängt aber weniger von dem Grade der Sehverminderung ab, als von den Folgen, die dieser Mangel für ihre anderweitigen und größeren Lebenswerte und Ziele hat, wenn es z. B. Einstellung zum Seemannsberuf, im Flugwesen, im Verkehr, Sport, Jagd, Schreibmaschine, Notenlesen, auf der Bühne fraglich oder unmöglich macht. Da können manchesmal im Seelenleben schwere Störungen erfolgen. Im Geistesleben ist das noch weniger zu vermeiden, tritt aber nicht so leicht in Erscheinung.

Goethe spricht in erschütternder Weise aus, welche verwüstenden Folgen das Tragen scharfer Brillen für den Charakter, das Gefühls- und Geistesleben hat. Die Brille verzerrt die Harmonie des Weltbildes. Ein kleinerer Bereich im Zentrum wird über Gebühr auf Kosten alles anderen scharf gesehen. Der Träger glaubt deshalb entsprechend klüger zu sein als andere Leute. Je enger sein Horizont, um so unleidlicher und intoleranter wird der Mensch. — Wiederum keine strikte Regel.

Die zunehmende Enge des Sehfeldes und die zunehmende Verflachung seiner Tiefe macht das Auge, sobald die Brille abgesetzt wird, wie unsere Ahnen unhöflich sagten, „blöden Gesichts". Die Folgen davon für den einzelnen wie für die Menschheit liegen auf der Hand. Eine erschreckende Verminderung der wertvollen Lebensqualitäten.

Ein kurzsichtiges Auge *muß* falsch taxieren, falsch zielen, falsch steuern, d. h. in den Abgrund segeln, wie das ein großer Teil der Menschen, nicht bloß in Moskau und New York, bisher getan hat. Wir haben die Pflicht, der Gedankenlosigkeit und Indolenz der Sehschwäche gegenüber zu Felde zu ziehen. Sie ist mitnichten, wie ein mattes Kathedergehirn glaubt, unabwendbare Schicksalsfügung; sondern wir müssen sie in eine Reihe stellen mit dem Senkfuß, dem Senkrücken, dem Senkdarm oder dem Kieferschwund und sie alle brandmarken als eine sehr wohl abzuwendende „Kulturschande".

Es ist heute üblich, die Kurzsichtigkeit auf erbliche Umstände zurückzuführen. Ganz stimmt das aber nicht, das beweist die dauernde Zunahme der Myopie während der Schuljahre. Aber selbst wenn Erbanlage, wo steht denn geschrieben, daß man eine solche nicht erst recht umsteuern kann! Nur muß man wissen, wie es gemacht wird.

Die Fachleute sehen diese Frage bis jetzt anders an. Sie weisen mit Stolz darauf hin, daß seit 40 Jahren Deutschland in der Welt vorangegangen ist durch die Einführung von Schulärzten, die seitdem viele Tausende von Brillen verschrieben haben. Leider ist aber in diesen 40 Jahren die Kurzsichtigkeit in demselben Maße gestiegen, wie der Brillengebrauch häufiger wurde.

Die Sehschulen wollen aber nicht den Brillengebrauch stärken, sondern die Augen. Selbst wenn die Brille ein Heilmittel wäre, was sie nur in seltenen Ausnahmefällen ist, dann müßte

34

sie die Augen stärken und bald überflüssig werden, so wie der höchste Ehrentitel der Heilkunde darin besteht, daß der Arzt wegen ausgebrochener Gesundheit dauernd überflüssig wird. Bis heute nimmt aber die Kurzsichtigkeit überall in erschreckendem Maße zu.

Wie alle Erziehung im jugendlichen Alter am dankbarsten ist und am besten vorbeugt, so auch die des minderwertigen Auges.

Die Frage unserer Sehschule lautet nicht: Brillen oder keine Brillen? Das wäre eine falsche Fragestellung, sondern: Wie kann man sich in jeder Beziehung verbessern und zu höherer Leistung kommen, auch mit den Augen? Die Kurzsichtigkeit ist hierbei nur der häufigste und nächstliegende Anlaß unserer Schulung. Zugegeben, diese Ertüchtigung ist weniger die Aufgabe des Arztes, der die dringendere und größere Aufgabe hat, die Augen überhaupt zu erhalten und die Vorbedingung zu ihrem richtigen Gebrauch zu schaffen, sondern mehr die Aufgabe des Sport-, Schul- und Gymnastiklehrers. Es gibt ja keine herrlichere Aufgabe als an dieser Ertüchtigung gemeinsam zu arbeiten: Der Arzt ermöglicht sie, der Lehrer zeigt, auch als Vorbild, die Wege. Der junge Mensch selbst führt sie aus. Die Sehschulung hat die hohe und ernste Aufgabe, an der Ertüchtigung des ganzen Volkes mitzuarbeiten. Dieser Ruf richtet sich an viele, die es angeht: an Jugendführung, Sport, Schulwesen, Heerwesen, Verkehr; an die praktische Gesundheitspflege und Hygiene, und schließlich auch an einige Augenärzte.

Das System

I. Kapitel

BAU UND BEWEGUNG DES AUGES

1. Anatomie

Es seien hier in möglichster Kürze diejenigen anatomischen Verhältnisse des Auges dargestellt, die für die Seh-Übungen in Betracht kommen. (Abb. Tafel II und III.)

Das menschliche Auge ist ein fast kugelförmiges Gebilde von etwa 22 mm Durchmesser und liegt in den trichterförmigen Augenhöhlen, die etwa die doppelte Tiefe haben. Es ist bedeckt von den Lidern, deren Muskulatur für uns wichtig ist. Die derbe weiße Kapsel des Auges ist die Lederhaut. Wie der Name sagt, ein derbes, widerstandsfähiges Gebilde aus Bindegewebe. Der vorderste, stärker gewölbte Teil wird von der Hornhaut (Cornea) gebildet, durch welche hindurch wir die kreisförmige farbige Fläche der Regenbogenhaut (Iris) sehen, die ihrerseits in der Mitte ein schwarzes Loch aufweist, Pupille, Sehloch oder Lichtmund genannt. Hinter der Regenbogenhaut ist die Linse aufgehängt an einem feinsten Bandapparat, der seinerseits durch den Ciliarmuskel, welcher auf der Lederhaut ringförmig befestigt ist, in Spannung erhalten wird. Das ganze Innere des Auges ist erfüllt von dem Glaskörper. Die Hohlräume vorn zwischen Hornhaut und Regenbogenhaut heißen die vordere Augenkammer und die hinter der Rückseite der Regenbogenhaut die hintere Augenkammer. Beide Kammern sind ausgefüllt mit einer wasserklaren Flüssigkeit. Inwendig ist die Lederhaut gewissermaßen austapeziert mit mehreren feinen Häuten: der

Aderhaut, der Pigmentschicht und als wichtigster mit der Netzhaut (Retina), deren Nervenfasern sich im Sehnerven zusammenschließen, die Lederhaut durchbohrend, sich bis tief in das Gehirn hinein ziehen. Außen am Augapfel, also an der Lederhaut, sind sechs schlanke Muskeln befestigt, die mit ihrem anderen sehnigen Ende an den Knochen der Augenhöhlenwand festhaften. Vier von ihnen ziehen in der Richtung von vorn nach hinten in Pfeilrichtung (sagittal) und zwei ungefähr rechtwinklig dazu. Die vier erstgenannten, die „geraden", bewegen das Auge — auch willkürlich — nach rechts, links, oben, unten; die zwei anderen, die „schiefen", rollen den Augapfel rechts und links herum.

Gemäß ihren Aufgaben fassen wir die Teile des Auges als Systeme, als Arbeitseinheiten zusammen. Solche, dem Auge eigentümlichen Systeme sind:

Das lichtundurchlässige System: Lider, Lederhaut, Iris.

Das lichtdurchlassende System: Hornhaut, Vorkammerwasser, Linse, Glaskörper, Netzhaut.

Das adaptive System: es reguliert die Menge des durch den Lichtmund einfallenden Lichtes, die muskel- und nervenreiche, vielschichtige Iris.

Das konvergierende System: es spielt zwischen Nah- und Fernsehen: die horizontalen äußeren und inneren geraden Muskeln; der innere Ciliarmuskel.

Das apperzipierende und bildumschaltende und weiterleitende Nervensystem von Netzhaut und Sehnerv.

Das Tränensystem.

Dazu die überall im Körper vertretenen Systeme von Bindegewebe, Blutgefäßen, Arterien und Venen.

Endlich gehören zum Auge eine Anzahl von Gehirnpartien, Sehzentren, welche die Meldungen des Sehnerves empfangen, umschalten und beantworten mit dem „blitzenden" Blick.

2. *Physiologie*

Die Physiologie lehrt, wie ein anatomisches Gebilde arbeitet und funktioniert. Sie ist also die Funktionslehre der anatomischen Konstruktion. Oder auch: Physiologie ist die Zwecklehre der Leibesorgane. „Wozu haben wir eine Milz oder eine Lunge?" Das Auge ist kein Ding an sich, sondern es steht zwischen zwei Welten und stellt den Zusammenhang her zwischen der Lichtwelt da draußen als Objekt und dem Gehirn, der Geisteswelt drinnen als Subjekt. Die optische Wissenschaft verfolgt den Lichtprozeß von außen durch das Auge nach dem Hirn, das seelenkundige Wissen betrachtet mehr die umgekehrte Richtung von Geist und Seele, vom Hirn, Sehnerven, Cerebrum zum Sehgegenstand. Beide Wege müssen wir unter dem ewig gültigen, auch in der Mathematik üblichen Zeichen der Unendlichkeit ∞ erfassen, in deren Schnittpunkt unser Auge, resp. die Retina, steht. So stellt sich Arbeit, Aufgabe und Sinn des Auges einer wahrhaften Ganzheitsbetrachtung dar. Wohl einfach, aber leider konnten, wenigstens zu Goethes Zeiten, die Menschen es der Wahrheit nicht verzeihen, daß sie zum Schluß — und zum Anfang — so göttlich einfach sei. —

Der von außen kommende Lichtstrahl trifft senkrecht auf den Scheitelpunkt der Hornhaut auf, durchquert sie, das Kammerwasser, die Linse, den Glaskörper und sollte haargenau in einen ausgesparten Fleck der Netzhaut treffen (gelber Fleck oder „Punkt des besten Sehens"). Dieser Strahl kann und braucht nicht gebrochen zu werden. Er heißt Haupt- oder Axenstrahl. Alle anderen Strahlen erleiden eine Ablenkung aus ihrer Richtung nach den mathematischen Brechungsgesetzen. Die lichtdurchlässigen Medien auf der Bahn des Strahles können diese Brechung zu stark oder nicht stark genug vollbringen. Das Sehen selbst ist im Prinzip ein sehr einfacher Akt, in der Ausführung und im einzelnen aber fast unermeßlich reich, kompliziert und bedingt.

Das Sehen wurde bisher als ein „rein optischer Vorgang", d. h. als ein passiver betrachtet. Wir fügen ihm hier die Ergänzung hinzu als eine Arbeit von sehr aktiven subjektiven Kräften. Hinein geht der Strahl, hinaus der Blick, mehr oder minder beseelt und bewußt. Sie betätigen sich in umgekehrter Richtung vom Hirn nach außen. Zum vollen Sehen ist eine große Mehrzahl von Faktoren erforderlich, deren keiner gänzlich ausfallen darf; mathematisch zu sprechen: wenn unter 8 Faktoren ein einziger auf Null sinkt, so wird das Gesamtprodukt gleich Null. Die notwendigen Faktoren teilen sich ungezwungen in 4 Abteilungen:

1. Die äußeren des Objektes: Belichtung, Größe, Geschwindigkeit, Expositionsdauer, Wiederholung.

2. Die hier vorwiegend interessierenden, im Auge selbst liegenden: Lidöffnung, Einzielen (Suchen), Regulation der einfallenden Lichtmenge (Adaption durch die Regenbogenhaut), akkommodierende Lichtbrechung, Lichtdurchlässigkeit, anatomische Gestaltung, Druckverhältnisse und manches andere. Diese Gruppe wollen wir als die okularen Faktoren bezeichnen.

Die 3. Gruppe der Sehfaktoren liegt zweifellos in der Netzhaut. In ihr geschieht die optisch nicht mehr erfaßbare Umschaltung in einen metaphysischen Empfindungsprozeß mit der Besonderheit, daß er dem Bewußtsein in höchstem Maße zugänglich ist.

Die 4. Gruppe der Sehfaktoren spielt sich im Seelen- und Geistesleben ab; Überleitung der Retinal-Gefühle in Hirnzentren und deren dortige Weiterverarbeitung, sind also kein Gegenstand der Naturwissenschaft. Von den vielleicht zwanzig zum vollen Sehen unerläßlichen passiven und aktiven Faktoren wurden die körperlichen vielfach über Gebühr betont, die subjektiven, geistigen ungebührlich vernachlässigt und sogar übersehen. Ganz besonders aber wurden die optischen Brechungsverhältnisse als allein bestimmend oft überschätzt. Fehlerhafte Zustände kamen allerdings hier sehr häufig vor und füllten einen erheblichen Teil der augenärztlichen Tätigkeit mit der Verordnung von Brillen aus.

3. Pathologie

Pathologie meint die Lehre von den Krankheiten, ihrem Wesen und ihren Ursachen. Eine rechtschaffene Krankheit mußte in sichtbaren, anatomischen Schäden bestehen, die noch an der Leiche zu demonstrieren waren. Das war die pathologische Anatomie. Also die Darstellung aller Material- und Konstruktionsfehler.

Was nicht objektiv (auch chemisch mikroskopisch) nachgewiesen werden kann, bleibt „subjektives Symptom", Funktionsstörung „ohne Befund"; immer unerfreulich für die nur exakte Methode, es sei ehrlicher Schmerz, Hysterie oder absichtliche Lüge.

Neben seiner anatomischen Pathologie forderte schon Virchow vor 70 Jahren auch eine physiologische Pathologie oder, was dasselbe besagt, eine funktionelle Pathologie. Beide waren einander unentbehrlich. Weitere Pioniere auf diesem Wege waren *Martius* (1900) und *Buttersack* (1910).

1936 erschien die funktionelle Pathologie *Bergmanns*. Ihr muß nunmehr folgen eine funktionelle Heilweise. Als eine solche stellt sich auf unserem kleinen Gebiet die Sehschule vor.

4. Therapie: Gymnastik und Wille zur Tat

Die Gymnastik des Auges ist berufen, da heilend einzugreifen, wo Materialschäden entweder gar nicht vorliegen oder doch für die Beschwerden und ihre Entstehung nicht die Hauptsache sind.

Der größte Funktionsschaden ist die Schwäche. Wenn sie gar nicht gestärkt werden kann, endet sie im Tode. Schwäche in Kraft verwandeln, das tut gesundes Leben fortwährend; und der Arzt ahmt es nach in seiner Heil-„Kunst". Im großen ganzen hatte die Medizinwissenschaft für die Aufgabe der Kräftigung wenig übrig. Von 1000 der üblichen Arzneien waren die „Roborantien" doch nur ein sehr bescheidenes Grüppchen, und die besten darunter keine Arzneien, wie etwa Bouillon, Portwein, Bratensaft.

Peitschen, wie das unentbehrliche Digitalis und Strophantus für schwaches Herz wurden richtigerweise nicht unter die Roborantien gerechnet, denn über lang oder kurz hatten sie aus dem Herzen die letzte Kraft heraus „geschöpft und gepumpt", so daß es nun „er-schöpft und aus-gepumpt" war.

Viel wichtiger ist das sogenannte Naturheilverfahren mit der Aufgabe der Kraft-Schöpfung, Kraft-Erzeugung; es leistet hier großes mit allgemeiner Erstarkung der Haut, des Blutlaufes, des Gedärmes.

Aber die Krone aller Kräftigung leisten unsere Muskeln; nichts stärkt so sehr wie richtige, beseelte Muskelarbeit — nicht verbissen-mürrische Fron der Galeere!

Die edelsten Muskelübungen sind die „im Leerlauf", die Gymnastik. Der Selbstkampf in ihnen ist höher als aller Kampfsport; dieser ist für den Jugendlichen vortrefflich und kämpft gegen einen äußeren Widerstand (Fußball, Boxerfaust, Degen), während der Gymnast einen inneren Kampf gegen eigene Widerstände betreibt.

Ausnahmsweise spreche ich hier einmal pro domo. So wundervoll eine durchgeistigte Edel-Solo-Gymnastik ist, so hat die des Auges — außer der Atemschulung — eine Besonderheit vor jeder anderen Gymnastik voraus, nämlich, daß nirgends in der Welt die ewige Dreiheit Geist-Seele-Leib so eng ineinander spielen wie im Seh-Akt.

Unser Denken geht mehr und wahrhaftig über alles Anatomische, Formale und Materielle meilenweit hinaus und dreht sich mit bewußter Selbstentschlossenheit um Kraft: um Kraft der Augen, Lebenskraft, Seelenkraft.

So sollte unser Buch eigentlich den Untertitel führen: „Wie mache ich meine Augen wieder kräftig?" Pillen und Brillen mögen manchmal unentbehrlich sein, oder das kleinere Übel. Lebendige Kraft wird nur durch die Tat, durch den Willen erreicht, sofern er von mutigem Herzen und klarem Kopf richtig gesteuert wird.

Wie oft endet die gründliche ärztliche Untersuchung mit dem traurigen Verdacht: Liebe Frau, sie sind 60 Jahre alt, haben fünf Geburten hinter sich. Sie sind eben nicht mehr die Jüngste. Ihr Uterus ist gesenkt. Ihr Magen und die Därme sind erschlafft. Ihr hoher Blutdruck, ihre Schlaflosigkeit, ihre Herzstiche, ihr chronischer Bronchialkatarrh werden ja nicht gerade zum Tode führen, aber wegbringen läßt sich das natürlich nicht mehr — *„damit müssen sie sich eben abfinden."* — Wir finden uns mit nichts und gar nichts ab, was uns krank, jämmerlich und schwach macht. Wir kämpfen mit bewußtem Trotz gegen diese „Bosheiten eines blöden Geschickes". Denn die Krankheit ist keine Schickung einer bösartigen Schicksalsmacht, sondern ein Hindernis, das, meistenteils meiner Unkenntnis und Trägheit entsprungen, nun auch von einem gereiften Verständnis und gestählten Willen niedergerungen werden muß. Mögen die Ursachen lauten wie sie wollen, hereditäre Belastung, Pech, Unvernunft, menschliche Niedertracht oder Bazillen, Fehldiagnosen, Berufsschäden, Kriegsbeschädigung, das kann uns alles nicht im mindesten hindern, den Kampf der Seele mit klarem Geist zu planen und mit starkem Herzen durchzuführen. „Lieber tot als Sklav": Sklav vom Wetter, von der Diagnose, von Großmutters Tuberkulose, von Infektionskrankheiten, von Ernährungsfinesse oder mikroskopischen Befunden.

II. Kapitel

BERUHIGUNG

Unter all den Hilfen, die wir Menschen einander geben können, ist eine der wertvollsten, dem Nächsten Ruhe einzuflößen. Nur die tiefste innere Ruhe im Gemüt ist die Grundlage klaren Denkens und nervöser Heilung. Der Berliner Volkshumor hat unter vielen anderen goldenen Mahnsprüchen auch diesen: „Immer mit der Ruhe!" Dieses wohlerprobte Wörtchen ersetzt manches Schlafmittel.

Wie beruhigt eine Mutter ihr Kind, das unruhig und krank ist? Sie nimmt das Kind auf den Arm und wiegt es, sie summt oder flüstert leise dazu im Rhythmus, bis die Augen „zufallen" und das Kind in Schlummer sinkt. Dieses Kind ist ein Wunder von Entspannung, von beseligter Ruhe, hingegeben an die ewig waltenden, kosmischen Kräfte, von denen es bewacht, genährt und gestärkt wird. Einen solchen Schlummer nennt der Mensch süß, heilig und von Engeln behütet.

Wenn wir Ärzte unsere Kranken doch auch in solchen Zustand versetzen könnten, ohne chemische Schlafmittel, ohne hypnotische Vergewaltigung, ohne alle schädlichen Nebenwirkungen! Nichts leichter als das! Sieh's, fühl's, probier's, mach's nach! — Aber, mein Lieber, Du kannst es nicht. Warum nicht? Weil erstens die Wahrheit unendlich einfach ist und die Menschen sie deshalb hassen — und zweitens, weil Du unendlich kompliziert und zu dieser Einfalt des Herzens viel zu gelehrt bist. Da ich nun aber einmal so veranlagt bin, mit lachendem Munde die Wahrheit zu sagen, so beschreibe ich hier den Kuntsgriff solcher „mütterlichen Entspannung" so einfach und klar, — wie es meiner Natur entspricht.

Der Patient liegt, in lockerster Bekleidung, namentlich am Hals, in Rückenlage auf dem Massagebett. Er hat zunächst einige ruhige Atemzüge zu machen. Ich umfasse mit beiden Unterarmen seine Unterschenkel in der Weise, daß die Beine in leicht gekreuzter Stellung übereinanderliegen und lege sie auf den Oberschenkel meines rechten Beines, mit dem ich auf dem Sofa knie.

Dabei beobachtet man eine neue Krankheit (Diagnose No. 53271 f: auf Deutsch: Nachtspanner), d. h. dieser arme Tropf kann des Nachts seine Nervenspannungen in Muskeln, Sehnen, Lunge, Herz, Hirn, Augen nicht richtig lösen, er bleibt verspannt und kann daher auch keinen guten Schlaf haben. Sein Seelenleben ist in der Tiefe gestört, unsicher, unbefriedigt. Auch treibt er Raubbau mit seinen Kräften, genau so nutzlos, wie wenn man abends versehentlich das Licht in seinem Arbeitszimmer brennen läßt. Seine unteren Extremitäten sind nicht Menschenbeine, sondern „Besenstiele", und es bedarf einigen Zuredens, daß er die Hacken ruhig auf die Unterlage des Bettes herabfallen läßt. Bei Hysterischen hat es schon 5 Monate gedauert, bis sie dieser Aufforderung nachkamen.

Der Patient lernt nun auf Kommando, seine Beine nach militärischer Art „Achtung stramm!" und „Achtung los!" zu bewegen. Er schaltet also auf der unvergeßlichen Schleich'schen Hirn-Schalttafel immer abwechselnd ein und aus. Dieses Spiel lernt er schnell, auch mit den Armen, mit den Gesichtsmuskeln und mit dem Zwerchfell.

In diesem kindlichen Spiel liegt ein tiefer Sinn, nämlich: die hohe Kunst der willkürlichen Ausschaltung aller ungewollten Spannungen, Gedankengänge und Fehlzündungen von Leidenschaften oder Schmerzen. Erst im Bewußten, dann sogar im tiefsten unbewußten Reich und sogar im Blute selber. Wahre Meister dieser Kunst und Gottesgabe waren Cäsar und Napoleon, von denen berichtet wird, daß sie sich jederzeit, selbst im erregenden Getümmel einer Schlacht, zum Schlaf niederlegen konnten, so daß sie also willkürlich größte Entspannung durch den Schlaf herbeizuführen vermochten. Auf dieser Fähigkeit, sich jederzeit beliebig entspannen zu können, beruhen viele große Leistungen.

Auf die oben geschilderte Art kann der Arzt seine Patienten unschwer und mühelos in den Zustand einer unaussprechlich wohligen Entspannung bringen, und was das Schönste dabei ist, zunächst ohne irgendwelchen Appell an den Verstand und die Willensentscheidung des Kranken. Man braucht weder ihn noch sich selbst mit einem Strom leerer Worte totzuschwatzen, sondern man übt schweigend diese „Lieder ohne Worte" und hat gerade damit einen magischen Strom in das tiefinnerste, das ganze unterbewußte Gefühls-, Seelen- und Blutleben leise einfließen lassen.

Was hat denn dieses alles mit den Augen zu tun? Sehr viel: Es war schon eine Großtat von *Dr. William Bates,* daß er die schauerlich nachlassende Sehkraft der Kulturmenschen auf Gehirnüberlastungen des ständig härter werdenden Daseinskampfes, also auf lebendige Ursachen, auf Verspannung zurückführte.

Lehrsatz: Eine tiefe, volle Entspannung kann nur in ausgestreckter Rückenlage vollkommen sein. Erst später darf sie im Sitzen, Stehen und Gehen eingeübt werden.

Unsere besten und erfolgreichsten Psychotherapeuten haben von diesem kleinen Kunstgriff Kenntnis genommen und ihn einfach als unübertrefflich und ideal bezeichnet.

Nachdem der Patient so mit Gefühl, Willen und Verstand erlebt hat, was Entspannung ist, bereite ich ihm das gleiche Erlebnis in seinen Augen. Somit kommen wir auf das viel genannte und äußerst wichtige Kapitel des Palmierens.

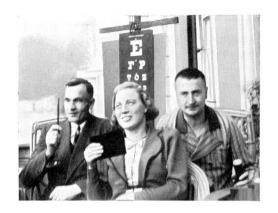

Abb. 1

Gemeinsamer Unterricht bei verschiedenen Übungen.
Siehe Text S. 24.

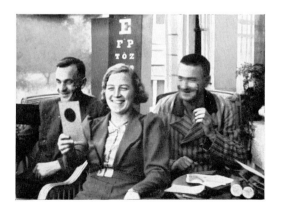

Abb. 2

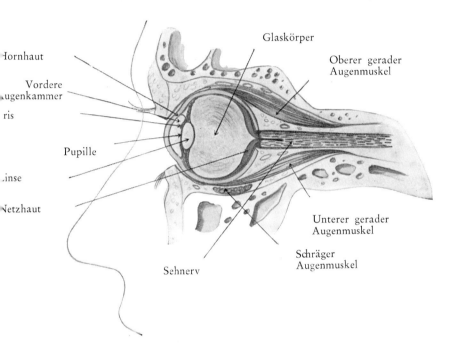

Glaskörper

Oberer gerader
Augenmuskel

Hornhaut

Vordere
Augenkammer

Iris

Pupille

Linse

Netzhaut

Unterer gerader
Augenmuskel

Schräger
Augenmuskel

Sehnerv

Schema des menschlichen Auges mit Augenmuskeln und
Sehnerv als Verbindung zum Gehirn. Siehe Text S. 37 ff.

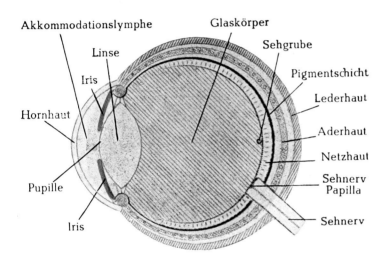

Akkommodationslymphe Glaskörper
Linse Sehgrube
Iris Pigmentschicht
Hornhaut Lederhaut
Aderhaut
Netzhaut
Pupille Sehnerv
Papilla
Iris Sehnerv

Schema des menschlichen Auges
Siehe Text S. 37 ff.

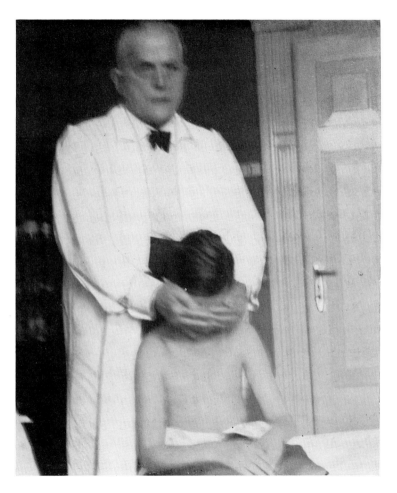

Palmieren
Siehe Text S. 49

III. Kapitel

PALMIEREN

Der Patient sitzt in *völlig entspannter Haltung* vornüberge-beugt, die Stuhllehne seitlich. Die Hände des hinter ihm stehen-den Arztes sind leicht gewölbt über die geschlossenen Augen des Patienten gehalten. Der Arzt trägt nicht nur das ganze Kopfgewicht, sondern ersetzt auch noch die tragende Arbeit der Genick- und Schultermuskeln des Patienten. Auch kann dabei leise hin und hergewiegt werden. Auf die Frage des Arztes, die hundertmal am Tage gestellt wird: „Wie fühlst Du das?" kommt die Antwort: „Gut", „Sehr gut", „Das ruht aus", „Ich könnte beinahe einschlafen." (Abb. Tafel IV).

Der nächste Schritt besteht darin, daß der Patient diese Be-deckung der Augen mit seinen eigenen Händen vornimmt und zwar die Ellbogen auf einen genügend hohen Tisch oder noch besser auf das Palmierbrett gestützt, das über die Armlehnen seines Sessels gelegt ist. In dieser Stellung lernt der Patient im-mer öfter und länger zu verharren. Aber nicht auf die Zahl der Minuten kommt es dabei an, sondern mehr darauf, daß er sich diesem Gefühl tiefer Ruhe immer mehr und immer lieber hingibt. (Abb. 2, Tafel V.)

Eine Einwendung liegt hier nahe:

Hat der gewöhnliche Nachtschlaf nicht die gleiche ausruhende Wirkung? Das sollte ein guter Nachtschlaf auch erreichen und Glieder und Seele entspannen, aber leider löst er nicht immer die Verspannungen. Denn diese nimmt der moderne Mensch häufig in den Schlaf hinüber, besonders die Verspannung der Augen.

Man hat ja auch noch nie gehört, daß eine Kurzsichtigkeit von nennenswerten Graden weggeschlafen worden sei. Im Gegensatz zu dem bewußtlosen, unkontrollierten Schlafe, ist unsere Palmierübung ein Teilschlaf des Auges bei vollbewußtem Wachsein des Geistes, also ein in vollster Willensfreiheit und Klarheit ausgeübter „magnetischer Heilschlaf".

Wenn Patienten dabei einnicken und in den wirklichen Naturschlaf verfallen, so ist das nur zu begrüßen und der herrlichste Weg, die Kunst wahrhaft stärkenden naturgewollten Schlafes zu erlernen, auch in verzweifelten Fällen von jahrzehntelanger Schlaflosigkeit.

Diese Übung ist von ihrem Erfinder „Palmieren" genannt worden. Der Ausdruck hat überall Bürgerrecht. *Palmaris* nennt der Arzt das Sehnenblatt in Handteller und Fußsohle, dessen Struktur nach Entfernung der Oberhaut an das Blatt einer Fächerpalme erinnert.

Die Geste des Augenbedeckens macht der Mensch aus verschiedensten seelischen Motiven. Er hält sich die Augen zu, um sich vor einem widrigen Anblick zu bewahren, oder um tief nachzudenken und sich innerlich zu sammeln, um sich zu erinnern, aber auch um seiner Gemütsbewegung Herr zu werden; es sei in tiefem Schmerz oder in der höchsten Freude.

Fehlerhafte Ausführungen

spielen bei dieser Übung kaum eine Rolle. Man achte darauf, daß die Finger der beiden Hände etwa rechtwinklig vor der Stirn gekreuzt sind, daß in Händen und Armen jede harte Spannung sorgfältig vermieden wird und daß man mit den Handballen keinerlei Druck auf die Augäpfel ausübt.

ist, sowohl allen Teilen des Auges die Wohltat der Entspannung zu verschaffen, darüber hinaus aber auch eine Regulierung in den Spannungsverhältnissen zu erreichen. *Plato* vergleicht die Menschenseele mit einem Saiteninstrument, in dem bei Verstimmung einige Saiten zu straff, andere Saiten zu lose gespannt sind. So versteht es der ärztliche „Klavierstimmer", die Fehlspannungen bei dem empfindlichen Instrument „Mensch" zu korrigieren, die einen Saiten an Seele und Körper zu entspannen, die anderen besser anzuziehen und dadurch die energetisch-elastischen Vorbedingungen zu voller Elastizität, Harmonie und Gesundung herbeizuführen. So wirkt unser Palmieren in zweierlei Richtung entsprechend einem gesunden Naturschlaf: das Müde wird gestärkt — das Verspannte ausgelöst, das Dürre befeuchtet — das allzu Feuchte getrocknet; das Spröde geschmeidig gemacht — das Erweichte gefestigt, wie es im 6. und 7. Verse der Hymne „Veni Sancte Spiritus" aus dem 12. Jahrhundert summarisch aufgezählt wird. Um etwas mehr in der ärztlichen Sprache zu sprechen: Es werden ins Gleichgewicht gebracht: 1. das muskuläre System; 2. das bindegewebige, 3. das blutführende, 4. das lymphatische, 5. das flüssige, 6. das nervöse System, und dabei sowohl die Systeme in sich, als auch untereinander.

Vor allem richtet sich unsere Übung an das Edelste im Auge: an die Netzhaut, die erst später in einem besonderen Kapitel behandelt wird.

Subjektive Vorgänge

Das gesunde Auge empfindet beim Palmieren tiefschwarze Nacht. Je stärker die edlen Teile gereizt sind, um so mehr wird diese sammetschwarze Nacht gestört durch farbige Abweichungen und Figuren. Je leichter es gelingt, Angst und Ärger über diese Störungen beiseite zu schieben und statt dessen darauf zu achten, wie diese Erscheinungen hin- und herschwanken, um so eher wird die wohltuende Nachtdunkelheit auch wieder eintreten. Es geht hier ähnlich wie beim Schlaf, der ja zum Auge in tiefster und mannigfaltiger Beziehung steht. Je ungeduldiger und ängstlicher man den Schlaf herbeisehnt, um so mehr weicht er aus. So auch die Nachtschwärze. Am besten ist es, von ihrem Nichteintreffen gar nicht zu reden, sie kommt wie der Schlaf des Gesunden „von selbst", d. h. aus ruhevoller, unbewußter Seele. —

Beim Öffnen der Augen nach richtigem Palmieren hat der Patient, etwa in der 2. Schulwoche, gewöhnlich das angenehme Gefühl, besser, klarer, farbenfroher zu sehen. Das ist der erste Vorbote eines „lichten Momentes", der bei uns eine große Rolle spielt. Leider hält er zunächst nur eine oder wenige Sekunden an. Dann tritt die leidige alte Verschwommenheit wieder auf. Im ganzen Verlauf der Sehschulung kommt es darauf an, diese lichten Momente immer sicherer, schneller und dauernder herbeizuführen.

Um eine einfache Vorschrift zu geben heißt es, es soll dreimal täglich 5 Minuten palmiert werden, jedenfalls aber nie so viel, daß dabei Unbehagen eintritt, etwa durch heiße Hände oder Ungeduld. Einzelne Patienten haben es auf mehrere Stunden an einem Tage gebracht und dabei auch schöne Erfolge erzielt. Im ganzen möchte man aber bei allen Fragen der Heilkunst und des Lebens doch recht kritisch sein in der Anwendung des bösen Satzes „Mehr hilft mehr", denn überall im Leben kommt das Mehr an die Grenze, wo es ins Gegenteil umschlägt und statt zu helfen schadet.

Das Palmieren hat wie alle unsere Grundübungen eine große Anzahl von Spielarten. Sie leiten uns ungezwungen hinüber zum nächsten Kapitel, dem Lichtwechsel.

52

IV. Kapitel

LICHTWECHSEL

zur Sensibilisierung der Retina

1. Passiver Lichtwechsel

Alles was da lebt, ist dem Wechsel unterworfen. Auch der Kieselstein flitzt mit dreißig Stundenkilometern teilnehmend an der Bewegung der Erde durch den Weltenraum. Ganz besonders aber spielt sich alles Leben im Wechsel ab, in mannigfaltigen Rhythmen, die um so freier werden, je höher die Entwicklung gestiegen ist. Nach der Wellenlehre von *Huygens*, die seit rund 250 Jahren und noch heute unsere ganze Physik einseitig beherrscht, besteht das Licht in ungeheuer raschen Schwingungen des Weltäthers, also in einer rhythmisch wechselnden Bewegung. Die Schwingungszahlen des Lichtes und der Farben nehmen im derzeitigen physikalischen Weltbild nur eine mittlere Stellung ein; es gibt viel größere und viel geringere Schwingungszahlen. Dem Gesetz der Zeit ist alles Leben untertan. Die Mythologie der Alten verehrte in Chronos, der fortwährend seine eigenen Kinder frißt, eine allerhöchste Gottheit, die alles Weltgeschehen umfaßte und erhielt und wieder auflöste. In unserer Religion ist er gar zur Ewigkeit Gottes erhöht. Der ungeheuren Denkerkraft des *Pythagoras* waren Raum und Zeit nach ägyptischer und zarathustrischer Urweisheit zwei im höchsten Grade von der Gottheit erfüllte Gegenstände.

Alles Lebendige wechselt in Raum und Zeit. Was nicht wechselt, lebt nicht.

Die Lichtwechsel-Übung

Du hältst Deine Hand brettförmig vor die geschlossenen Augen der Schüler selbst und bewegst sie langsam von oben nach unten. Dieser Wechsel von Licht zu Schatten und nach einiger Zeit wieder vom Schatten zum Licht zurück durch langsamstes Sinkenlassen der Hand erzeugt bald ein wohliges Gefühl, das sichere Zeichen biologisch richtigen Wechsels.

Denk Dir, mein Lieber, Du machst im heißen Sommer einen langen Marsch auf sonnendurchglühter Chaussee. Die Sonne drückt gewaltig, und prachtvolle Schweißbächlein rieseln und spülen Dir alle Schlacken aus Seele, Blut und Leib. Endlich naht er, der prächtige deutsche Hochwald. Du trittst ein in seinen Schatten, entledigst Dich des Rucksackes, der Stiefel und womöglich der Kleidung, legst Dich glatt in den Rasen und genießt nun die Waldeskühle mit kaum zu beschreibender Wonne. Nach einiger Zeit wird es Dir aber kühl, die Haut schuddert, Du reibst sie ab, wälzst Dich im Grase und trittst nun wieder auf die Waldwiese in die helle Sonne. Das ist nun wieder eine neue Lust. Und in diesem Wechsel zwischen heiß und kalt lernt Deine Oberhaut und der ganze Körper Widerstände gegen Hitze und Kälte mutig und fröhlich zu leisten. „Erkälten“ und „Es zieht“, das sind Worte verstaubter Minderwertigkeit, die ein gesunder Mensch nicht in den Mund nimmt.

Großer Wert ist bei diesem Lichtwechsel auf langsamen und langsamsten Übergang zu legen. Wenn ich durch Bewegen meiner Hand vor den Augen des Patienten den Wechsel zu schnell vornehme, reagiert sogar das gesunde Auge unangenehm auf diesen übergroßen Reiz, weit mehr noch eine ermüdete und gereizte Netzhaut.

Wir können durch diese einfache kleine Maßnahme einen feinen und sicheren Schluß auf den Zustand der Retina ziehen, ob sie gereizt, stumpf oder wie gewöhnlich beides zugleich ist.

Ebenso kann eine träge oder verkrampfte Regenbogenhaut durch diesen Lichtwechsel leise und freundlich wieder zur richtigen Tätigkeit gelockt werden. Diese einfache Übung ist vieler Spielarten fähig, so wie man mit dem Geigenbogen unzählige Varianten der Bewegung macht und dadurch das edle Instrument zum Tönen bringt.

Zweck der Übung

Wir erreichen mit ihr: erstens eine erhöhte Empfindlichkeit, Sensibilisierung und, im untrennbaren Zusammenhang damit gekoppelt, eine Beweglichmachung, Elastisierung und Mobilisierung dieser Nervenhäute bis in ihre Zellen, Atome und Chemismen hinein. Nur die erste, die Sensibilisierung, soll uns hier beschäftigen, während die Mobilisierung dem nächsten Kapitel vorbehalten bleibt.

Dosierung

Der natürliche Mensch hat wenige Grundsätze, die er aber festhält, im Gegensatz zum Doktrinär, der vor lauter Grundsätzen in Verwirrung gerät und den Weg verfehlt.

Wir haben nur ganz wenige Grundsätze. Hier ist ein solcher: Langsame Steigerung, allmähliche Übergänge — die Dosen zunächst zwar so groß, daß sie noch bemerkbare Wirkungen zeigen, aber mit zunehmender Verfeinerung der Reaktionen können sie immer kleiner genommen werden, bis sie schließlich die Qualitäten von homöopathischen Hochpotenzen annehmen. Die Dosierung beim Lichtwechsel schwankt in weiten Grenzen. Wenn man die Übungen im Sommer anfängt, so soll man die grellen Sonnenstunden vermeiden und die des Morgens und Abends vorziehen. Bei empfindlichen Augen erinnere Dich des Kleinkindes, das anfangs bis zu 23 Stunden täglich schläft und nur für kurze Zeit seine Augen öffnet. So ähnlich behandle Dein Auge, namentlich, wenn es sehr lichtempfindlich sein sollte. Dann wird also die Phase der Dunkelheit und Beschattung sehr lange genommen, sagen wir 10 Sekunden, und die des Sonnenauffalles vielleicht nur 5 Sekunden.

Einzelheiten beim Lichtwechsel

Der Lichtwechsel ist zahlloser Abänderungen fähig. Die Analyse seiner wichtigsten Faktoren lautet etwa folgendermaßen:

1. *Lichtquelle.* — Es kommt sehr viel an auf die Stärke der Lichtquelle und die Dichte des Schattens. Die Sonne ist keineswegs immer die idealste Quelle, sonderbarerweise. Die aus Amerika stammende Thermolite-Lampe mit spiralig gewundenem Glühdraht, die wir gern benutzen, hat angeblich nur den vierzigsten Teil an ultravioletten Strahlen, verglichen mit der Sonne. Die Lampe wird deshalb angenehmer vom Patienten empfunden als Sonnenlicht. Auch läßt sich die starke, aber milde Wärmestrahlung sehr einfach durch geringe Änderung der Entfernung regulieren.

Andere vortreffliche Lichtquellen bieten die Langstrahlapparate mit ihrem ultraroten Licht, also mit sehr langer Wellenlänge, das zwar milde, aber tief durch die Haut eindringen und bekanntlich in vortrefflicher Weise allerlei Schmerzen, auch der Zähne, Gelenke, Ohren, Bronchien, Pleuren (nicht jedoch im Unterleib!) aufheben kann.

Im Gegensatz zum Beleuchtungstechniker, dessen Glühbirnen möglichst viel Licht, aber möglichst wenig Wärme liefern sollen, ist in der Natur die Verbindung von Licht und Wärme das einfachste und nützlichste für das Auge.

Ebenso wichtig wie die Lichtquelle, deren Natur, Intensität, Wärmeentwicklung, Strahlencharakter, ist natürlich auch das

56

Gegensätzliche: die Dichte des Schattens. Über die Auswertung farbigen Lichtes und Schattens wird Näheres berichtet in dem Kapitel „Farben".

2. *Belichtungsdauer.* — Sie schwankt in weiten Grenzen, soll aber nie das unbewegte Auge unharmonisch überlasten, wie unsere Grundregel stete Bewegung des Auges vorschreibt. Auch das zeitliche Verhältnis der Belichtung und Beschattung will beachtet sein. Je stärker das Licht, um so länger sei die Phase der Beschattung, je empfindlicher das Auge, um so kürzer und farbengedämpfter die Phase der Belichtung. Als Beispiel vergleiche die kurze periodisch gemilderte Wachzeit des Neugeborenen.

3. *Spielarten des natürlichen, auch unwillkürlichen Lichtwechsels.* — Dahin gehört der Nachtschlaf, das „Nickerchen", das Abkehren des Gesichtes vom Licht und als Wichtigstes: das Blinzeln, über das im Kapitel „Mobilisierung" Näheres gesagt wird.

4. *Das „Lichtlauschen".* — Wir verstehen darunter folgende Übung: Der Patient sitzt mit dem Rücken nach der Lichtquelle, am besten einer recht starken. Er hält sich ein großes, steifes *blendend* weißes Blatt auf Armlänge vor die Augen, die wie immer leicht, wie lächelnd, ohne jede Lidpressung geschlossen bleiben. Wenn er jetzt langsam und aufmerksam das Blatt annähert, so wird er mit erstaunlicher Deutlichkeit die Zunahme des reflektierten Lichtes empfinden, nicht nur mit den Augen, sondern auch sogar bei Verlust der Augäpfel. Er bringt das immer auf Anhieb fertig, also ein Beweis dafür, daß wir das Licht keineswegs nur mit dem Auge oder nur mit den optischen Nerven, sondern auch mit der Gesichtshaut intensiv empfinden. Weniger gut allerdings Farben, namentlich dunkle Farben. Ein Nervenstumpf des Optikus (Sehnerv) ist ja fast immer noch vorhanden, und dieser lernt merkwürdigerweise nicht nur diese relativ groben Differenzen in der Lichtstärke fühlen, sondern auch sehr bald Farben mit Sicherheit unterscheiden. Vergleiche

Helen Keller. Wir nennen diese Übung „Lichtlauschen", weil sie unwillkürlich in ihrer schweigenden Ausführung daran erinnert, als ob wir in stiller Frühlingsnacht lauschen, wenn „ferne, ferne singt eine Nachtigall" (Th. Storm).

Gerade diese Übung ist ein Beispiel dafür, welcher Feinheit schließlich alle unsere Übungen fähig sind, entsprechend der unerhörten Präzision eines lebendigen guten Auges. Es hat sich bei uns dafür der Ausdruck „homöopathische Hochpotenzen" eingeführt, und man gerät in tiefstes Erstaunen über die Wunder der Hochpotenzen, die hier ja überhaupt nicht mehr an materielle Dinge, sondern „nur" an die überirdischen, also kosmischen, metaphysischen Ätherwellen und korrespondierenden Seelenschwingungen gebunden sind. Im Kapitel „Netzhaut" kommen wir auf diese Mikroreiztherapie und hauchfeine „Kitzelmethode" ausführlich zurück.

Bisher sprachen wir vom geschlossenen Auge. Die folgenden Spielarten werden bei offenem Auge vorgenommen.

5. *Übungen mit Lichtspalten.* — Solche stellen wir uns in Blech her. Papier und Holz sind dazu ungeeignet wegen der unscharfen Ränder der Löcher. Die Löcher werden möglichst klein mit der Spitze einer Nähnadel (nicht Stecknadel) gestochen. Sie sind in der Augenheilkunde allgemein bekannt als stenopäisches Löchlein, das aber, wie es scheint, noch niemals von einem Menschen zu therapeutischen Zwecken angewandt worden ist. Diese Löcher gehören eigentlich in einen ganz anderen Zusammenhang und werden im Kapitel „Konzentration" mit der ihnen gebührenden Ausführlichkeit studiert werden. Hier handelt es sich mehr darum, die Lichtspalten willkürlich zu vergrößern, zu verengen, zu verkürzen. Wir ahmen mit diesen kleinen Apparaten, die wir wie alles, immer so einfach und billig wie möglich ausführen, die Tätigkeit der Lider nach, indem wir mit ihnen die Lidspalte verändern und ebenso die Arbeit der das Sehloch immerfort erweiternden und verengenden Regenbogenhaut. Die

58

„Berliner Illustrierte Zeitung" brachte vor vielen Jahren Photographien von Eskimos, die auf einem vor die Augen gebundenen
ziemlich dicken Holzbrett waagerechte Schlitze als primitive
Schneebrillen angebracht hatten, die wahrscheinlich in mancher
Hinsicht die Konkurrenz gegen unsere farbigen Schutzbrillen
aushalten können.

6. *Lichtwechsel durch Wechsel der Blickrichtung.* — Die Augen werden abwechselnd zu einer Lichtquelle herangeführt und
wieder von ihr weggewendet. Auch hierdurch ist es uns möglich,
einen feinen und doch stark dosierbaren Wechsel von Crescendo
und Decrescendo des Lichtes auszuführen, auch nach genügenden
Vorübungen scharf gegen die Sonne. Allerdings nicht gerade um
die Mittagsstunden im Hochsommer, sondern wie immer alle
Übungen in behutsamer, langsamer Steigerung. Wir machen gerade mit dieser Übung die Augen — namentlich die Netzhaut —
wieder lichthart, während die Übungen mit geschlossenen Augen
das Gegensätzliche verbesserten, nämlich die Lichtstumpfheit.
Beides zu gleicher Zeit im Wechsel.

Diese Übung stellt also das funktionelle Gleichgewicht zwischen Überempfindlichkeit und Stumpfsinnigkeit ebenso einfach
wie erfolgreich her und erinnert damit an den mittleren Diät-
tisch des unvergeßlichen Heinrich Lahmann, an dem bei einfacher, richtiger Ernährung die Dicken dünner und die Dünnen
dicker wurden.

7. *Farbiger Lichtwechsel.* — Siehe das Kapitel „Farben".

Von dem Lichtwechsel führen Brücken hinüber zu den Kapiteln „Iris" und „Farbe". Sie müssen an ihrem Ort dargestellt
werden. Diese lebendig fließenden Zusammenhänge können leider in einem Buche nur in getrennten Kapiteln besprochen werden. Im lebendigen Unterricht fließen sie so ungezwungen ineinander, wie die Bewegungen eines guten Tänzers, und es ist
alles viel einfacher, als es hier klingt.

Auf welche „Glieder" des Auges — soll heißen Unterorgane des Auges —, auf wieviel Betriebsstörungen und Materialschäden wirkt unser Lichtwechsel ein?

Da könnte man viel Papier vollschreiben. Einfacher ist es, wir drehen den Spieß um und fragen: Wo und wann wirkt er nicht ein? Er ist, wie die einfachste Überlegung zeigt, eine, vielleicht d i e Grundbedingung des lebendigen Auges, des gesunden und des geschwächten. Wechselloses Licht würde das Auge genau so töten, wie wechsellose Nacht. Zu solchen ewigen Grundgesetzen des Lebens bedarf es weder des Tierexperimentes noch steriler Messungen mit ausgeklügelten Präzisionsspielereien. Auch im „Faust" heißt es: „Er findet sich in einem ew'gen Glanze, uns hat er in die Finsternis gebracht, und euch taugt einzig Tag und Nacht." Wir wechseln daher Tag und Nacht, Licht und Schatten, Schmerz und Wonne, und finden darin Kraft, Genesung und Seligkeit.

Das Licht als Lebensurquell

Wir sind Sonnen- und Lichtanbeter, weil wir in der Sonne den einheitlichen Quell aller Bewegung, namentlich aber der lebendigen Bewegung erkennen. Stellen wir uns vor, daß eines Riesen Hand die Sonne nur für kurze Zeit von unserer Erde abblendete. Was wäre die Folge? Sowohl die Vorwärtsbewegung auf der Bahn um die Sonne als auch die rotierende hörten auf, und die Erde würde in die Sonne abstürzen.

Das Licht erregt und belebt die Netzhaut als das „Hirn" des Auges. Desgleichen den Glaskörper, ihn ausdehnend und reinigend; ebenso Linse, Kammerwasser, Iris und Hornhaut. Es reizt die Produktion des Pigmentes an, bis in die bleichen Wimperhaare, Augenbrauen, Kopfhaare und Oberhaut. Es erregt und erhöht alle Stoffwechsel und Veränderungen bis in den Chemismus des Blutes, der Lymphe aller Zellen und Nervenfasern. Es

60

ändert den Flüssigkeitsgehalt, die Elastizität, die Form und Leistung aller Zellen, Fasern, Häute, Nerven, Ganglien usw. Es ändert den Flüssigkeitsdruck und alle Spannungsverhältnisse. Es beeinflußt die Zu- und Abfuhr von Blut und Lymphe. Es wirkt als Diathermie, als Elektromotor, als Ionisator, als Katalysator, als Hormonenwecker.

Kein Ende ist zu finden all dieser Zauberkünste des Lichtes. Die bisher bekannte Optik stellt davon nur einen bescheidenen Anfang dar, sie ist nur eine mathematische Treppenstufe zum Tempel des Lebens und seiner köstlichen Ganzheit.

Wieso das Licht im Auge atmet, nährt und zeugt, werden die späteren Kapitel über Iris, Glaskörper und Netzhaut dartun.

In diesem Kapitel haben wir die Übung des Lichtwechsels gewissermaßen zum Vorwand genommen, um an ihr unsere Denkweise zu zeigen. Vielleicht ist sie am besten mit dem Worte Ganzheitsbetrachtung zu bezeichnen. Wie hier der Lichtwechsel auf alle einzelnen Teile Anwendung findet, so soll jede unserer Hauptübungen in ähnlicher Weise ihre universelle Bedeutung für das Auge bekommen.

Nachdem die einzelnen Übungen in ihrer Technik einigermaßen beherrscht werden, nachdem die gröbsten Fehler freundlich auskorrigiert sind, treten die einzelnen Übungen mit ihren zahllosen Spielarten untereinander in Gegenseitigkeit, ihren organischen Zusammenhang damit beweisend, um unser Lehrsystem als ein zwar naturgemäßes, aber geistdurchleuchtetes Kunstwerk zusammenzuschließen.

Goethe liegt sozusagen in jedem Faust-Vers. So trägt auch in unserem bescheidenen kleinen Gebiet eine Übung, ein Gedanke, ein Heilprozeß den anderen.

Der spezielle Zweck der Lichtwechsel-Übung ist, wie wir eingangs sagten, die Sensibilisierung; denn in ihr liegt die erste Betätigung alles Lebens und Sehens. Bei weitem die Hauptrolle für die Lichtempfindung spielt aber die Netzhaut, und hier mündet unser Kapitel direkt in das Kapitel über die Netzhaut ein, das wir aber erst im zweiten Band dieses Werkes abhandeln werden, nachdem wir die Reihe der elementaren Sehübungen in ähnlicher Weise erlernt haben, um sie dann erst einheitlich zusammenzufassen.

2. *Aktiver Lichtwechsel*

Die erste Hälfte dieses Kapitels umfaßt den Lichtwechsel, so weit das Auge sich ganz oder doch überwiegend passiv dabei verhält. Streng trennen lassen sich diese beiden Dinge nicht, sondern es gibt auch hier eine Unzahl von Übergängen, und gerade das Sehen lehrt uns diese Einheit und Gegenseitigkeit von höchster Passivität — also Lichtempfindlichkeit — und Aktivität, d. h. Seh- und Blickkraft. Die Empfindung ist nicht nur passiv, sondern auch eine sehr aktive. Beweis: Eine Leiche empfindet nicht, obwohl die gleichen Lichtstrahlen in das Auge fallen wie beim Lebendigen. Immer findet im Leben eine Umschaltung, eine Umkehr des äußeren Reizes in sein Gegenteil statt. *Kant* nennt diese überirdische Kraft die Autonomie des Geistes. Schöner möchte man dafür sagen: das Sigillum der menschlichen Königswürde. Der berühmte Physiker *Helmholtz* stellt an das Ende seiner Arbeiten über die Optik die spezifische Sinnesenergie, die der gereifte Mensch einfach auf deutsch die Augenseele nennen muß und wird.

Die nächsten Übungen auch dieses Kapitels werden zeigen, wie man diese spezifische, also individuelle Energie methodisch und kunstgerecht steigert, gewissermaßen aus einem fast erloschenen Aschefünkchen hell lodernde Flammen entzündet.

8. Wechselndes Bedecken von Buchstaben. — Wir üben jetzt den Lichtwechsel nicht nur am Auge, sondern am zu betrachtenden Gegenstand. Diese Übung nennen wir auch Faradaysieren oder Buchstabenwischen oder -putzen. Der Schüler sitzt vor der großen schwarzen sogenannten E-Karte so, daß er die zweite Zeile von oben einigermaßen wahrnehmen kann. Das heißt also in einer Entfernung von vielleicht 10 cm bei Leuten mit $^1/_{100}$ Sehleistung, oder 3 m bei vielleicht $^1/_{20}$ Sehleistung. Der Lehrer steht seitlich von der Karte, bewaffnet mit einem dicken Pappblatt (Wischer genannt) von etwa 20 cm Länge und 12 cm Höhe, das auf einer Seite schwarz, auf der anderen weiß gefärbt ist. Er fragt: „Siehst Du das weiße P einigermaßen?" Antwort: „Natürlich." Jetzt bedeckt der Lehrer durch eine leichte Handbewegung mit der schwarzen Seite des Wischers das weiße P, das also jetzt unsichtbar ist. „Nun aufgepaßt! Jetzt öffne ich!" Der Vorgang entspricht etwa der Stromöffnung wie bei dem Pflügerschen Zuckungsgesetz. Wenn man nämlich einen Nerv durch einen galvanischen Strom mittlerer Stärke reizt, löst sowohl Schließung als auch Öffnung des Stromkreises eine Erregung, eine Zuckung des Nervs aus, die sogenannte Schließungs- und Öffnungswirkung. Kein anderer Nerv kann so zauberschnell und unermüdlich zucken wie unsere Sehstäbchen. Sie sind sozusagen „reine Lichtmotoren". Der Lehrer schließt nun abwechselnd den Strom, d. h. er deckt zu und öffnet ihn, er deckt auf, er entblößt, er macht offenbar.

Dieses Spiel zwischen Sichtbarwerden und Wiederverschwinden ist zwar ein harmloses Spiel, es kommt aber darauf an, welche Folgerungen daraus gezogen werden. „Ein geistreich aufgeschlossen Wort wirkt in die Ewigkeit," ein geistvoll durchdachter Einzelfall erschließt die letzten Höhen des Lebens. So auch dieses kleine Lichtspiel. Wenn man die Freude hat, Kinder, die noch nicht die Schule besuchten, zu unterrichten, so kann man im Moment, wo der weiße Buchstabe aus der schwarzen Umgebung scharf kurz aufleuchtet, ein lustiges „Kuckuck" rufen, dann wird die Sache lebendig und interessant. Die Augen des Kindes leuchten auf, können förmlich Feuer sprühen, wir haben das Interesse des Kindes geweckt — Interesse heißt auf deutsch: „Liebe und Freude" — und haben für uns den größten Lebensgrundsatz aller Welten und Zeiten lächelnd gefunden: „Was man mit Liebe tut, das geht nochmal so gut." Bei der genauen Ausführung dieser Übung ergibt sich eine Fülle interessanter Einzelheiten.

Das Tempo des Lichtwechsels

Wenn man den Wechsel innerhalb einer Sekunde 3—5 mal vornimmt, also so schnell wie der Finger des Musikers trillert, wird das, namentlich im jugendlichen Auge, den Eindruck der weißen Farbe nur verstärken. Es gibt aber auch nicht selten Augen, denen das unangenehm wird. Solche Schüler bitten dann, den Lichtwechsel „viel langsamer" vorzunehmen, vielleicht 1 mal während zwei Sekunden. Wir nennen das nach einem in Mädchenschulen üblichen Neckwort „L³" (lausig lange Leitung). Offenbar ist der Kontakt und die präzise Vermittlung zwischen den drei Ganglienschichten der Retina verlangsamt. Das Entsprechende ist ein verlängertes Nachklingen des Bildes in der Retina, wenn das Abdämpfen nicht exakt geschieht. „Echolalie" sagt man dafür in der Psychiatrie. Es ist also ein großer Unterschied, ob man die Phase Nacht und die Phase Tag länger oder kürzer gestaltet.

9. Farbenunterschiede. — Auf der schwarzen Karte werden die weißen Buchstaben dann am besten heraustreten, wenn man sie mit der Farbe des Untergrundes bedeckt, also hier schwarz. Bedeckt man sie mit einem weißen Blatt, markiert sich das Weiß der Buchstaben begreiflicherweise viel matter. Wohltuend ist es, statt mit der Farbe des Untergrundes mit einer bunten Farbe zu decken und zwar z. B. mit einem lebhaften Grasgrün, das nach Schopenhauers Farbenskala so ungefähr die Mitte hält zwischen schwarz und weiß. Das Weiß des aufleuchtenden P wird in diesem Falle nicht so hart und grell empfunden, sondern mehr künstlerisch gedämpft, mit einem Hauch von komplementärem Rosa. Das Verhalten der Schüler bei diesem Versuche ist bezeichnend für ihre Geistes- und Seelenart. Unter vielen hundert Schülern fand sich kürzlich der erste, ein aufgeweckter Schul-

TAFEL V

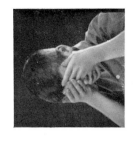

Palmieren
Siehe Text S. 49

Abb. 2

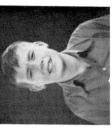

Siehe Text S. 68
Verschleierter Blick

Abb. 3

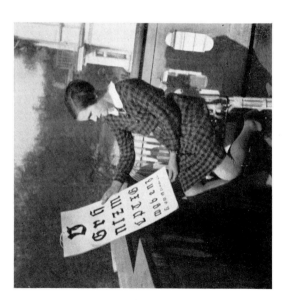

Abb. 1
Wechsel des Lichteinfalls
Siehe Text S. 65

TAFEL VI

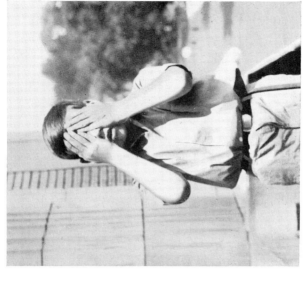

Abb. 2

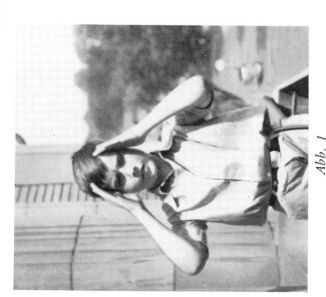

Abb. 1

„Flimmern": Schnelles Schließen und Öffnen der Hände vor den Augen. Siehe Text S. 67

TAFEL VIII

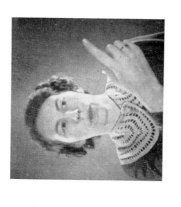

Abb. 3

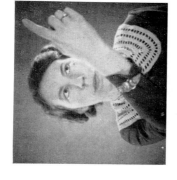

Abb. 2

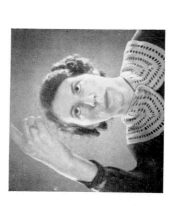

Abb. 1

„Zirkus" oder „Zielen". Siehe Text S. 76 f.

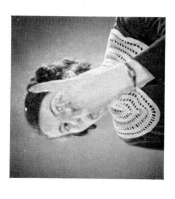

Abb. 3

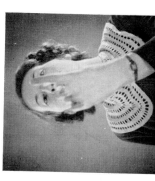

Abb. 2

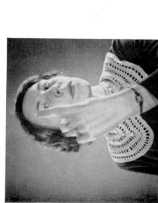

Abb. 1

Umkehr des großen Schwungs
Siehe Text S. 74

knabe von 15 Jahren, der während der ersten zwei Unterrichts-
tage keinen Farbenunterschied zwischen F und P fühlen konnte,
bis er endlich lernte, die beiden fraglichen Buchstaben zu gleicher
Zeit zu beobachten. Was war also der Grund dieser ganz unge-
wöhnlichen Gefühlsstutzigkeit? Er hatte „überkonzentriert", er
hatte mit verbissener Energie immer nur auf das P allein geschaut, sich also die Vergleichsmöglichkeit gerade ausgeschaltet.

Die Entfernung zur Sehtafel spielt keine entscheidende Rolle.
Es ist sogar oft auffallend, wie gut dieser Lichtwechsel auch
weit außerhalb des nahen Brennpunktes empfunden wird. Natürlich gelingt er innerhalb der Reichweite am besten.

Dieser Lichtwechsel gehört mit zu dem halben Dutzend Grundübungen. Er ist zahlreicher Abwandlungen fähig.

10. Wechsel des Lichteinfalles. — Wir halten vor uns ein
steifes weißes mit Buchstaben bedrucktes Blatt und drehen es
in der Art, daß das über unsere Schultern fallende Licht in verschiedenem Winkel zurückstrahlt, also ein leises Ab- und Zu-
nehmen der Belichtung bewirkt wird. (Abb. 1, Tafel V.) Oder
aber wir drehen uns mit dem ganzen Körper nach rechts und
links, so daß das Blatt oder auch eine bunte Postkarte einmal
voll auffallendes Licht erhält und das andere Mal gar keines,
wenn das Blatt gegen das Fenster oder die Lichtquelle gehalten
wird. Da kann man in Zweifel geraten, welche einzelne Belich-
tungsphase günstiger ist: die gegen das Licht gehaltene, die ro-
mantische, oder die mit auffallendem Licht, die klassische und
wissenschaftliche. Allein würde jede von ihnen auf die Dauer
ein wenig langweilig wirken, als Sünde gegen das große Lebens-
gesetz des gegenseitigen Ausgleichs. Aber der Wechsel zwischen
beiden wird immerfort als angenehm empfunden.

Durch den Lichtkitzel wird die Fähigkeit, Farben tiefer, kräf-
tiger, sicherer zu empfinden und *auseinanderzuhalten*, in hohem
Maße verstärkt. Nun möchte man erwarten, daß parallel hier-
mit auch die Konturen schärfer werden. Das ist aber nicht der
Fall. Jahrelang haben wir das beobachtet. Die Konturen werden

erst *viel später* klar. Die Farben werden gewöhnlich schon in den ersten Minuten unterschieden, wogegen die Konturen erst nach Wochen schärfer werden.

Neuerdings fanden sich aber doch zwei Fälle, die umgekehrt erst die Verschärfung der Konturen meldeten und viel später die Farbunterschiede, an denen diese beiden jungen Leute seltsamerweise gar keine Freude hatten. Aber eines möchte aus diesen Beobachtungen hier schon gefolgert werden, daß nämlich die Farbe immer und überall den Inhalt, d. h. die Seele unseres Sehens ausmacht, während die Linie (ausgenommen die irreale Linie des Mathematikers) immer nur Grenze zwischen zwei unterschiedlich *empfundenen* Farben ist.

Nun mag die Grenze als Finis, als Definition das A und O der deskriptiven Wissenschaft, noch so interessant und wichtig sein, Inhalt ist sie nicht. Der Inhalt des lebendigen Menschen erfüllt als Seele sein Blut und als Sehen sein Auge, wie ja auch neuerdings führende Augenprofessoren das Sehen als 80 Prozent Seelentätigkeit bezeichneten.

11. Gegen die Sonne. — Ja, noch mehr, wir forcieren die vorige Übung und halten das Leseblatt oder die Karte so, daß die Lichtquelle oder Sonne davon bedeckt wird. Und bald wird der Schüler zu seinem eigenen Erstaunen melden: So kann ich besser sehen. Voraussetzung dafür ist allerdings, daß die Retina nicht zu stark lichtempfindlich ist oder diese Schwäche durch die primäre Übung des Besonnens bereits abgewöhnt ist. Wir überzeugen uns hier, daß das einfallende Licht die Sehstäbchen prompt zu besserer Leistung erstarken läßt und außerdem die Pupille verengert; und genau so wie bei einer Photokamera durch Abblenden des Objektes eine Stärkung der Tiefenschärfe erzielt wird, so wird auch dem Auge durch die Verkleinerung des Sehloches zu einer besseren Leistung, zu einem schärferen Sehen verholfen.

12. Entfernungswechsel. — Einen großen Unterschied macht die *Entfernung der Lichtquelle* und namentlich der Wechsel in der Entfernung. Aber das gehört erst in das spätere Kapitel des „Leierns".

13. Tempo des Wechsels. — Bei Gelegenheit des rein passiven Lichtwechsels, Nr. 1 dieses Kapitels, hatten wir großen Wert auf den langsamen Übergang zwischen Licht und Schatten durch die vorbeigeführte Hand gelegt. Jetzt wollen wir gerade absichtlich mit aktivem schnellem Lichtwechsel arbeiten. Das können wir z. B. durch gitterförmige Pappscheiben, die schnell über einen einzelnen Buchstaben geführt werden. Oder wir führen die Finger einer Hand in gespreizter Haltung, schnell hin und her wackelnd, vor dem Buchstaben der Karte auf und ab. Oder aber das „Flimmern", bei dem die Hände aufrecht mit dem Daumen gegen die Schläfen gelegt werden und nun durch leichtes gleitendes Rotieren in dem Unterarmknochen ein „blitzschnelles" Öffnen und Schließen der geöffnet bleibenden Augen getätigt wird. (Abb. 1 und 2, Tafel VI.)

Bei Gelegenheit einer längeren Autofahrt in glühender Sonne konnte ich beobachten, wie die Augen eines Herrn im greisen Alter, der immer über Lichtstumpfheit klagte, in dem schnellen Wechsel unter Waldbäumen, die also gleichzeitig über die Autokarte und seinen Kopf Schatten warfen, sich fast plötzlich zur alten gewohnten Sehleistung ermannten.

14. Lichtwechsel in der Nähe. — Wir halten in der besten Leseentfernung ein Druckblatt und nehmen an ihm, sei es mit dem Finger oder einem Bleistift oder einer Visitenkarte wiederum das Buchstabenbedecken vor.

15. Blinzeln. — Sehr nützlich kann auch ein geschicktes „Blinzeln" für die Sehverbesserung werden. Solcher Gebrauch der Lider wird aber besser erst in dem großen Kapitel der „Mobilisierung" seinen Platz finden.

16. Blickschärfe durch Verengerung der Lidspalte. — Sie wird von Kurzsichtigen so häufig angewendet, daß man diese oft von weitem daran erkennen kann. Ein solcher Kurzsichtiger führt die Übung leider falsch aus, nämlich mit zusammengeklemmten Lidern; das ist durchaus verboten, auch deshalb, weil die Bates'sche Bulbärverkürzung dadurch demonstriert würde. Wohl aber hat der Schüler einen guten Erfolg, wenn er lernt, die Lider etwa so leise gegeneinander anzunähern wie die weichen Lippen eines winzig geöffneten Kindermundes. Wir nennen das den „verschleierten Blick". (Abb. 3, Tafel V.)˙

V. Kapitel

MOBILISIERUNG

Unsere Sehschule ist in der Tat in vieler Hinsicht eine orthopädische Anstalt; es werden in ihr mißgestaltete, schwache, untüchtige Teile des Auges wieder „orthos" (= richtig) gemacht zu besserem Gebrauch. Wie alle Orthopädie hat auch die unsrige zwei Hauptteile, einen mehr passiven, der in mechanischer Weise den Gebrauch der Glieder vorbereitet und ermöglicht mit Chirurgie, Massage, Wasser, Temperatur, Diät, Arznei, Prothesen usw. und einen aktiven Teil, der wesentlich aus lebendiger Arbeit, Übungen besteht, die ihrerseits zunächst als Dressur eingeübt, dann vom Kranken selbst immer besser und freier betätigt werden, und dadurch heilend in vielen Hinsichten wirken. Um die Elastisierung der schwachen Augen handelt es sich in beiden Abteilungen.

Wir wollen von der inneren Beweglichkeit des Auges noch absehen und sprechen zunächst von der bewegenden Arbeit der 6 äußeren Augenmuskeln, die den Augapfel nach rechts, links, oben, unten herumziehen oder ihn nach rechts und links herumrollen.

Nach unserem Grundsatz, alle Übungen und Anforderungen mit größter Leichtigkeit vorzunehmen und nur allmählich zu steigern, teilen wir diese Mobilisierungsübungen in zwei Gruppen:

1. Gruppe: Das Auge wird passiv bewegt.
2. Gruppe: Der Augapfel wird als Ganzes von den eben genannten Muskeln willkürlich bewegt.

1. Passive Bewegungsübungen

Kopf, Hals, Rumpf oder der ganze Körper werden bewegt, während das Auge ohne jede eigene Bewegung passiv in den Augenhöhlen stehen bleibt.

1. *Das Schaukeln* zur Seite mit dem ganzen Oberkörper. Es ahmt die Bewegungen eines Dampfers in leichter Dünung nach, wenn er „rollt". Bei allen Bewegungsübungen des Auges beginnen wir mit der Führung des Blickes, das will sagen: ein Arm oder eine Hand ist in mäßiger Entfernung vor der Brust ausgestreckt und bleibt in dieser Stellung ohne den Abstand zu den beiden Schultern zu verändern. Dadurch haben die Augen immer einen Ruhepunkt. Das trägt oft entscheidend zum Gelingen der Übung bei. Eine andere Abart aller unserer Bewegungsübungen geschieht mit sanft geschlossenem Auge. Dabei wird die Aufmerksamkeit nach innen gerichtet und das Gefühl der passiven Bewegung, wohl auch des Blutes, verstärkt.

2. Die gleiche Übung, die als *Kopfrollen* in der Gymnastik bekannt ist.

3. *Der große Schwung.* — Wir stellen uns in richtig gefederter Sporthaltung, die Füße eine Spanne breit auseinander, und drehen jetzt den ganzen Oberkörper in der Wirbelsäule abwechselnd nach links und nach rechts. Die Arme hängen völlig entspannt am Körper und geraten von den Schultern aus in eine leicht pendelnde Bewegung, derart, daß sie jedesmal an die Hüftgegend der gegenüberliegenden Seite schlagen wie „Dreschflegel". Der Absatz des unbelasteten Beines wird jedesmal leicht vom Boden gehoben, so daß die Fußspitzen nach innen zeigen, ganz wie beim Golfschlagen. Was soll nun der Kopf während der Übung tun? Seine Haltung gegen die Schultern soll sich in keiner Weise ändern, sondern nur sich von ihnen aus passiv bewegen lassen.

Was sollen die Augen tun? Die Augen wissen nicht, wohin sie schauen sollen und haften entweder an irgendeinem Gegenstand der Außenwelt, oder aber sie irren ziellos, direktionslos umher. Beides ist zu vermeiden, und zwar dadurch, daß der eine Arm in mäßigem Grade ausgestreckt gerade vor der Mitte der Brust verharrt, die Hand nach oben gerichtet, die Finger leicht gespreizt. Jetzt hat das Auge ein Ziel, es ruht zunächst auf dem Handteller und den Fingern und fühlt, wie diese in geruhsamem Rhythmus in Augenhöhe über den ganzen Horizont dahinfliegen. Wir legen auf diesen Kunstgriff des „geführten Blickes" Wert. Erst nach längerer Zeit kann der Schüler den großen Schwung auch ohne diese Führung richtig ausführen und korrekt an einem etwa meterlangen Stock entlang gucken, bis es auch ohne diese Hilfe geht.

Des öfteren mußten wir feststellen, daß Schüler nach monatelangen Übungen in unpassendem Seh-Unterricht von dieser Übung und ihrem Sinn keine Ahnung hatten. So kam eines Tages eine 30jährige Lehrerin zum Kursus; sie hatte, ich weiß nicht wieviele Monate, wiederholt in Sehschulen zugebracht. Ich lasse mir in solchen Fällen gern zeigen, wie die einzelnen Übungen ausgeführt wurden. Die Dame verfügte über eine beneidenswerte Energie und war eine begeisterte Hochtouristin. Sie stellte sich also breitbeinig in Positur, pumpte sich die Lunge gehörig mit Luft voll und fuhr derartig schwingend mit ausgestreckten Armen in der Luft herum, daß es nur so pfiff. „Um Gottes willen, Fräulein, halten Sie doch ein! Sie drehen sich ja ihre Rückenwirbel ab. Wie oft haben Sie dieses Berserkerschwingen denn in Ihrer Schule gemacht?" frage ich. „Na, so 2000— 3000mal, bis wir umfielen." Das war ein bißchen zu viel, aber „mehr hilft mehr".

Ein vernünftiger Schwung wird ausgeführt zum Klange eines Walzers oder eines schönen Marsches auf dem Plattenspieler. Am besten singt oder summt der Schüler lustig mit.

Nicht selten erregt auch ein ganz sanfter Schwung schon Schwindel im Gehirn. Dann muß er bis auf ein Minimum herabgedämpft werden, und statt durch die ganze Windrose zu schwingen, beschreibt die Hand nur einen Bogen von 10 oder 20 cm, so wenig, so leise, daß der Patient über die übergroße Vorsicht selbst lachen muß. Sehr bald bekommt er Mut, ein wenig weiter auszuholen und die große Wohltat des Schwunges auch als bessere Durchblutung seines Gehirns wahrzunehmen.

Die Augen ruhen, wie wir sagten, anfangs auf Handteller und Fingern, allmählich wird dieser Anblick uninteressant und die Augen schlüpfen still zwischen den Fingern bis an die Wand oder die Baumwipfel oder den Himmel. Das dauert meist einige Zeit. Die Augen der Kurzsichtigen haben nämlich die leidige Gewohnheit zu „kleben". Was bedeutet das? Der Ausdruck stammt von der fröhlichen Kavallerie. „Kleber" heißt dort ein Pferd, das durch lange Gewohnheit so an den Platz und seine Nachbarn in der Front gewöhnt ist, daß es durch keine Gewalt, schmerzliche oder lockende, dazu gebracht werden kann, allein aus der Reihe herauszutreten. Solche Pferde sind natürlich gefürchtet und verhaßt, denn ein böswilliger Unteroffizier, der einen Rekruten auf solchen Kleber setzt und ihm nun befiehlt, aus dem Gliede zu reiten, kann den armen Teufel bis aufs Blut schikanieren. Solche Kleber sind die Augen aller Kurzsichtigen, also einiger Millionen Menschen in Deutschland. Sie getrauen sich nicht, an dem nahen Gegenstand vorbei in die Ferne zu sehen. Durch einen genügend großen Schwung verführen wir das Auge dazu, sich halb unbewußt über die Finger hinauszuwagen. Wir nehmen diesen großen Schwung gewöhnlich am Schluß des Nachmittagsunterrichts 2—3 Minuten lang vor, sei es im Zimmer, auf dem Balkon oder bei Spaziergängen auf stiller Bergeshöhe und ungestörter Waldwiese.

Wie bei allen Bewegungsübungen ist auch hier die Abart mit geschlossenen Augen zwischendurch zu empfehlen.

72

4. *Das Traben*. — Es wirkt ganz ähnlich augenentspannend wie der große Schwung. Nur ein wenig energischer. Auch diese Übung kann und soll wie alle in weitem Ausmaße vom Pianissimo zum Fortissimo individuell angepaßt werden, worüber der Arzt möglichst wenig und der Patient möglichst viel entscheiden soll. Nebenbei einer unserer freundlichsten Grundsätze:

Lieber Junge, ich bitte Dich, stets und immer diejenigen Übungen zu bevorzugen, die Dir am meisten Spaß machen. Nach einiger Zeit wirst Du von selbst nach anderen Übungen zur Abwechslung verlangen. Ohne Not Freude zu zerstören ist Todsünde und Seelenmord in aller Erziehung, in allem menschlichen Verkehr.

Das Traben ist ein nachgeahmtes Reiten. Wir besteigen in Gedanken ein edles, gut zugerittenes Pferd und fangen sachte an zu traben. Die Füße stehen eine Spanne breit parallel nebeneinander, einer handbreit vor dem anderen. Das Gewicht des Körpers wird auf die Zehenballen verlegt, der Hacken etwa daumenbreit vom Boden entfernt, und jetzt wird in beiden Sprunggelenken (unter den Knöcheln) derart leise gewippt, daß die Hacken in der Luft bleiben. Die Knie werden dabei nicht eingefedert, das wäre „englisch traben", sondern sie bleiben, nicht ganz gestreckt, im Gelenk unbeweglich, ebenso alle übrigen tragenden Gelenke. Dadurch gerät der Körper in eine leichte stoßweise Bewegung von unten nach oben, also „deutsch traben", wobei der Reiter sich in den Sattel fallen läßt, in unserem Falle: bis wir uns straff in den Hacken mit den Achillessehnen auffangen. Bald werden die Schultern in eine schütternde Bewegung geraten und ein wundervolles Gefühl den ganzen Menschen durchfluten. 3 Minuten solchen Trabens ist viel besser als 1 Stunde Asphalttreten. Es hat eine unverkennbare magische Wirkung auf Blut und Seele. Wir schütteln uns dabei alle Sorgen und schlechte Laune so vom Leibe, wie Maikäfer vom Kirschbäumchen.

Statt des Trabens ist natürlich auch ähnliche lustige Leicht-
gymnastik brauchbar, namentlich auch Tanzen. Denn es ist fast
unmöglich, daß man nach einem fröhlichen Ritt und Tanz ein
verdrossenes, böses Gesicht macht.

Andere Abarten der passiven Bewegung wären:

5. *Das Hüftrollen.* — Man sitzt auf einem niedrigen Schemel
und bewegt den ganzen Rumpf erst nach links, dann nach vorn,
dann nach rechts, dann nach hinten und so im Kreis herum,
vielleicht zehnmal. Man kann dazu freundlich summen und die
Hände ganz locker in den Handgelenken umeinanderschlagen.

Weitere geeignete Bewegungsübungen sind noch Wiegen auf
Schaukelstuhl oder Schwingschaukel, oder Auto- und Bahnfah-
ren und Reiten.

Diese sechs Übungen hatten gemeinsam: das passive Verhalten
der Augäpfel. Jede Übung wurde auch gern zwischendurch mit
geschlossenen Augen ausgeführt, gewöhnlich aber mit geöffneten. Auf diese Weise wird der Blick allmählich aktiviert und
freier.

Übergänge zur aktiven Bewegung

7. *Umkehr des großen Schwungs.* — Wir betrachten beim großen Schwung nicht mehr wie früher die Hand oder einen entfernten Gegenstand, sondern einen nahen feststehenden Gegenstand, etwa ein Fensterkreuz, einen Kronleuchter, lassen aber
jetzt den Blick fest auf diesem Gegenstand ruhen. Oder lehr-
reicher: Wir halten den Finger gestreckt mit leicht gebeugtem
Arm, also etwa 20 cm vor unser Gesicht, immer in Augenhöhe,
und bewegen nun die Nase ruhig nach rechts und links, den
Blick fest auf den Finger gebannt. (Abb. 1—3, Tafel VII.)

Oder aber einfacher: Wir schaukeln wie in der Übung 1 mit
dem Oberkörper vielleicht 1 m vor einem Stativ, das als Blickpunkt dient. Was beobachtet der Schüler hierbei? Es *scheint* so,

74

als ob der nahe Gegenstand sich gegen den Hintergrund bewege. Das Auge lernt damit etwas Bedeutendes, nämlich: naiv sich dem Schein hinzugeben, ohne sich von seinem alles besserwissenden mathematischen Verstand die Freude an dem lebendigen Schaukeln verleiden zu lassen. Wir wecken also, ganz wie von ungefähr, den ewigen, gewaltigsten aller Konflikte zwischen Gefühl und Verstand, zwischen Hirn und Herz, worüber Goethe in den Randbemerkungen zum „Diwan" ewig gültige Wahrheiten offenbart. Man kann aus dem Verhalten der Schüler bedeutsame Schlüsse ziehen auf die Grundeinstellung ihres Wesens. Kinder und Sehtüchtige beobachten die scheinbare Bewegung sofort. Hochintellektuelle mit überentwickeltem Verstandesleben haben aber bisweilen große Schwierigkeiten, sich diesem Schein hinzugeben.

Diese kleine Übung rührt an ein großes Ereignis im europäischen Geistesleben. Kopernikus stellte den sichersten Schein, nämlich die Bewegung der Sonne und den Stillstand der Erde, auf den Kopf. Zwar leugnete er nicht die relative Bewegung zwischen Sonne und Erde, aber er deutete sie *umgekehrt* wie vorher, und erkannte die ferne Sonne als fest und die nahe Erde als bewegt. —

Ähnliches studieren wir nun in unserer Übung und fragen zunächst die ganze Klasse: Was bewegt sich, das Nahe oder das Ferne? Nicht lange, so werden widersprechende Angaben gemacht, die einen sagen, der Vordergrund, das Nahe bewegt sich, die anderen: Nein, umgekehrt, der Hintergrund bewegt sich und der Vordergrund steht still. Wer hat nun recht? Beide und keiner. Schaut bitte einmal scharf auf den nahen Gegenstand. Was bewegt sich dann? Das andere, das Nicht-fixierte, der Hintergrund. Und jetzt fixiert einmal scharf den Hintergrund! Jetzt bewegt sich wiederum was? Das Nicht-fixierte, also der Vordergrund. Es kommt also darauf an, auf welche von den beiden Entfernungen wir unser Auge einstellen. Nach einiger Zeit gelingt es uns, vielleicht nachdem wir von dem langen Schaukeln ein wenig ermüdet wurden, den Schein zu erwecken, als ob beide Gegenstände sich bewegten und zwar: das Nahe schwingt kontra, das Ferne läuft mit unserer Bewegung gleichsinnig.

Ähnliche Beobachtungen stellen wir häufig an, beim Fahren mit der Bahn, im Auto, im Schiff, beim Spazierengehen im Walde, immer kommen uns die nächsten Gegenstände entgegen, während die fernen Berge, Bäume, Kirchen und der Mond am Horizont mit uns eilen. Man könnte lyrische Gedichte dazu machen, wie die Nähe uns stößt und drängt und die Ferne uns Frieden gibt.

Der Nutzen gerade dieser Übung besteht darin, daß wir die strenge Einstellung auf die eine *oder* die andere Entfernung aufheben und mit *entspanntem Auge beide* zugleich betrachten. Das eine tun, das andere aber nicht lassen. Diese Übung wird bei uns ständig benutzt als Entspannungsübung für unser Auge, wenn wir ermüdet sind und die gedruckten Buchstaben anfangen zu verschwimmen. Diese Übung bildet den Übergang zu der anderen und höheren Gruppe, den *aktiven Bewegungen des ganzen Augapfels.*

2. Aktive Bewegungsübungen

Während bei den passiven Übungen der ganze Kopf oder Rumpf Bewegungen ausführte, in denen die Augen nur getragen wurden, folgen jetzt solche Bewegungen, bei denen der Kopf und Rumpf stillstehen und die Augen zur aktiven Tätigkeit aufgerufen werden.

1. *Das Zielen.* — Diese Übung ist beherrschend für das ganze große Prinzip der Mobilisierung überhaupt. Was versteht man unter „Zielen"? In früheren Jahren haben wir dieselbe Übung auch als „Zirkusübung" bezeichnet: wir führten das Auge ähnlich einem Zirkuspferd im Kreise herum. Unter dem Zielen stellen wir uns etwa einen Jäger vor, der richtig zielend einen Fasan aus

der Luft herunterholt. Unser Auge ist ja nicht nur ein Lichtauf-
nahmeorgan, sondern *weit* darüber hinaus auch ein Blickaussende-
organ. Selbst der Spiegel wirft ja schon Strahlen zurück. Wir
vergleichen das Auge sehr ernstlich mit einer Flinte. Wer mit ihr
nicht richtig zielen kann, wird auch nichts treffen, wenigstens
nicht das, was er treffen will. So wie die Kunst des Schützen auf
feinster Beherrschung seiner Muskeln beruht, im Verfolgen des
bewegten Objektes, so auch die des Sehens bei unserer Zielübung.

Hauptzweck der Übung ist die feinste Dressur der äußeren
Augenmuskeln. Sie erscheint gerade so einfach wie alle anderen
Übungen, will aber sorgfältig verstanden und erlernt sein.

Die Hand wird so gedreht, daß die Augen in den Handteller
sehen und nicht auf den Handrücken. Der Finger wird immer
in aufrechter Richtung in einem Kreise von etwa 20—30 cm
Durchmesser ruhig bewegt und zwar mit geringster Muskelanstrengung. (Abb. 1—3, Tafel VIII.)

Es ist erschrecklich zu sehen, wie ein großer Teil der Schüler
bei dieser harmlosen Drehbewegung die Armmuskeln verspannt.
Solange der Arm so verspannt bleibt, wird weder das Auge, noch
die allen übergeordnete Willenszentrale im Gehirn sich richtig
entspannen können.

Bei der Übung unterlaufen mannigfache Fehler. Der Finger
bewegt sich entweder zu nahe an den Augen, der Grundfehler
aller Kurzsichtigen, oder zu schnell, zu langsam, zu groß, zu
klein, minuziös, gedankenlos. Oder, was besonders lustig wirkt,
nach wenigen Kreistouren erlahmt die Aufmerksamkeit, das
Auge bleibt irgendwo hängen, der Arm sinkt halb herunter, der
Unterkiefer womöglich auch, und das ganze Mädel bekommt
einen nicht gerade intelligenten Ausdruck.

Diese Übung wird also mit den Augen am bewegten Finger
ausgeführt, also wiederum mit geführtem Blick und stillgehaltenem Kopf. Nach dem Grundsatz möglichst häufigen Wechsels
wird schon diese Übung in mannigfaltiger Weise abgewandelt;
sei es, daß der Finger absichtlich nahe vor der Nase entlang geht

oder mit weit ausgestrecktem Arm; sei es, daß der Kreis klein, mittel, groß genommen wird, oder daß der Finger eine eingewickelte oder ausgewickelte Spirale beschreibt.

2. *Die Umkehrung dieser Übung.* — Hier bewegt sich die Nasenspitze kreisförmig und die Augen haften am stillgehaltenen Finger. Dabei beobachten wir alsbald das gleiche wie vorhin in der Übung 7.

3. *Ohne Führung.* — Die Kreisbewegung der Augen wird frei, also ohne führenden Finger ausgeübt und zwar: im Leerlauf, ohne bewegtes Objekt. Beide Augen zugleich; das gelingt in der Mehrzahl der Fälle einigermaßen, und auch ein Facharzt würde an der Bewegung dieser beiden Augen nichts zu tadeln finden. Jetzt erschweren wir die rotierende Bewegung dadurch, daß wir ein Auge zuhalten oder zubinden. Das ist dem alleingehenden Auge sehr ungewohnt, und selbst bei vorgehaltenem Führfinger kann man gewöhnlich schon deutlich Unregelmäßigkeiten im Ablauf der Bewegungen beobachten.

Jetzt muß aber auch mal ein bißchen Fröhlichkeit in den Unterricht kommen. Der Neueingetretene stellt sich mit dem Gesicht der Klasse gegenüber, bedeckt das eine Auge und soll jetzt das solotanzende Auge frei im Kreise herumbewegen. Prompt erschallt Gelächter der Klasse, denn es ist wirklich komisch zu sehen, in welch verzweifelten Bocksprüngen sich das Auge bemüht und verrenkt, um die beabsichtigte Rotation fertig zu bringen. Es zuckt und zappelt und zittert, und wir bekommen eine eindringliche Demonstration von der wirklich *unglaublichen Ungeschicklichkeit* der vier „Richtkanoniere", der Augenbeweger.

Es ist erfreulich zu beobachten, wie bald unsere zappelnden oder stotternden Augen wieder eine schöne ruhig gleitende Bewegung erlernen, die nicht nur eine selbstverständliche Voraussetzung jedes sauberen Sehens ist, sondern auch des öfteren recht beachtliche günstige Rückwirkungen auf ein gestörtes Nerven-

und Seelenleben gehabt hat, abgesehen von dem unschönen Eindruck.

So kam 1933 ein 4jähriges Mädchen mit Veitstanz zu uns, der zwar nicht in schwerer Form auftrat, aber doch immerhin Kind und Mutter erheblich quälte. Ich machte mit der Kleinen etwa während einer Viertelstunde diese Zielübungen, wie immer erst mit meinem Finger, dann führte ich ihren Finger und bald führte sie ihren Finger allein. Die Übung machte ihr offenbar Spaß, denn sie wiederholte sie unaufgefordert mehrere Male. Am anderen Tag kam sie wieder. Die Mutter war eigentümlich still, aber freudig. Und die Kleine erzählte mir: „Ja, aber die Butz kann's noch besser." Die Butz war ihre große schwarze Katze, mit der sie zu Hause die Zielübung natürlich sofort angestellt hatte. Die Butz hatte wohl gemeint, daß das die Einleitung zu irgendeinem guten Bissen sein sollte und den Finger der kleinen Lehrerin mit ihren großen goldenen Augen sehr aufmerksam verfolgt. Das hatte beiden entschieden Spaß gemacht, und so nebenbei wurde der Veitstanz günstig beeinflußt.

4. *Umfahren der Konturen* — sei es eines Buchstabens oder eines Gegenstandes, so als ob man die Linie mit einer Bleistiftspitze nachzeichnete, also „bewegte Konzentration". Hieraus gewinnen wir eine der wenigen Grundregeln unserer ganzen Schule. Das Auge soll so wenig wie die Gedanken an einem Punkt kleben und starren, sondern es soll immerfort in ruhig gleitender Bewegung gehalten werden.

Beobachten wir einmal das Verhalten eines Blinden, der sich einen „Begriff" machen will von einem ihm erreichbaren Gegenstand, etwa einer Wasserflasche oder der Kopfform eines Menschen. Mit leisen, wohlgeübten Fingerbeeren gleitet er tastend über die Konturen, und zwar, wenn möglich, leicht hin und her suchend, nicht „am Lineal entlang". Auf diese Weise bildet der Blinde sich durch „Begreifen" und abtastendes Entlangfahren einen „Begriff", wie unsere Sprache das treffsicher ausdrückt.

Bates berechnete, daß wir, um eine Zeile von vielleicht 70 Buchstaben zu lesen, dabei jeden Buchstaben einmal zu umfahren, vielleicht 100 rotierende Bewegungen des Auges vollziehen müssen; und ein Pariser Professor hat vor kurzem durch Präzisionsapparate nachgemessen, daß unsere Augen in gesundem geöffnetem Zustand gleich einem Feinmotor gleichmäßig und ruhig rotieren, etwa 150mal in der Sekunde.

Je öfter wir einen Gegenstand umkreisen, um so tiefer bilden sich die Grenzkonturen in uns ein. Es ist nicht nötig, daß wir etwa beim C der großen Karte immer nur auf der inneren oder äußeren Grenze des schwarzen Buchstabens entlang gehen, sondern wir können ihn auch in einem beliebigen Abstand umkreisen, oder von rechts nach links, von oben nach unten langsam, oder schnell, weitausholend, oder in kurzen Schritten über ihn hinwischen. Diese Übung findet viel Anwendung und ist der Ausgangspunkt für zahlreiche andere und schwierigere Übungen.

5. *Schweifen.* — Wenn das Zielen von einem Seitenrand zum anderen etwa so hin und her geht wie ein Pendel, wurde diese, auch schon von Bates viel angewendete Übung „Schweifen" genannt. Bates verlangte eine solche Meisterschaft im Schweifen, daß es gelingen sollte, selbst den einzelnen Buchstaben auf dem Blatt in eine schweifende oder schaukelnde Bewegung zu bringen, er gab aber selbst zu, daß dazu jahrelange Übung gehört. Wir kommen meist in wenigen Lehrstunden zum gleichen Erfolg, indem wir ausgehen von der Übung des Schaukelns (Übung 1 im 1. Teil unseres Kapitels). Was dort nur passiv geschah, wird jetzt erhöht zu einem wichtigen Beobachtungsakt. Wir brachten dort, natürlich nur scheinbar, den Vordergrund und den Hintergrund zu einem Gegeneinanderschaukeln.

Jetzt fixieren wir etwa auf der großen schwarzen Tafel das oberste große E. Dieses nimmt natürlich nun Teil an der scheinbaren Bewegung der ganzen Tafel. Jetzt brauchen wir uns nur noch ein wenig zu vertiefen in dieses E, und alsbald schwingt es gehorsam gegen den Hintergrund.

Andere Bewegungsübungen sind: das Wandern zwischen zwei schwarzen Punkten, das Wandern zwischen den Zeilen; die Übung „Verlieren und Wiederfinden", d. h. man führt den Blick von einem angeschauten kleineren Gegenstand oder Buchstaben absichtlich fort, um den Gegenstand absichtlich und präzis wieder einzufangen. Besonders am bewegten Gegenstand, z. B. an ziehenden großen Vögeln oder Flugzeugen am Himmel schärft sich der Blick.

Eine andere Bewegungsübung ist die vor einem großen Wandspiegel. Sie bietet viel des Interessanten und ist von einer unserer besten Sehlehrerinnen, Frau *Olga Baschong*, angegeben worden.

6. *Blinder Gehorsam.* — Bei geschlossenen Augenlidern folgen die Augäpfel dem vor ihnen hin und her gleitenden eigenen Finger. (Abb. 1—3, Tafel IX.)

Mit diesen vielen Bewegungsübungen sind die möglichen Übungen nicht entfernt erschöpft. Wir wollen ja auch keine Beckmesser-Tabulatur aufstellen. Jede Bewegungsübung ist organisch verbunden mit manchen Hauptübungen. So gehen von jeder Übung zu anderen unsichtbare Fäden. Wahrhaftig, es ist der lebendige Webstuhl des Lichtes und seiner unermeßlichen Menge an Strahlen, Farben und Kombinationen. Näheres im Kapitel „Imagination".

7. *Pagode.* — Während die Augen fest auf einen Gegenstand gerichtet sind, wird der Kopf wie nickend gesenkt und gehoben. (Abb. 1—3, Tafel X.)

8. *Klimmzug.* — Die Augen blicken erst gelinde, später mit voller Kraft nach oben und können dabei einem hin- und herbewegten Finger folgen. (Abb. 4—6, Tafel X.)

Diese beiden letzten Übungen stärken besonders den oberen und den unteren „geraden Augenmuskel" (Heber und Senker). Sie strengen anfangs erheblich an, daher mit Maßen üben!

VI. Kapitel

DIE LIDER

Physiologie

Der Augapfel steht mit den Lidern in mannigfachem Zusammenhang. Sie sind nicht nur eine Schutzdecke, die nebenbei für Befeuchtung und Reinigung des luftberührten Teiles der Leder- und Hornhaut sorgen.

Die Lider ermöglichen durch ihre Öffnung immerfort alles Sehen. Erschlafft sinkt namentlich das Oberlid herab, sein Muskel muß dagegen Extra-Arbeit leisten, die dem Seh-Effekt im Hirn und der Retina entzogen wird, also den ganzen Seh-Akt beeinträchtigen kann. Auch gereizte Bindehäute stören die Klarheit des Sehens in auffallender Weise.

Die Lider und auch ihre weitere Hautumgebung ringsum gehören zu den nervenreichsten Partien der Oberhaut, ähnlich der Lippe, Nase, Fingerspitze, dem Genital und den Plantaren.

Diagnose

Dem entspricht die Bedeutung der Lider für das Entstehen, Erkennen und Heilen von Krankheiten sowohl des Auges als auch des ganzen Menschen. Der Arzt, der sich auf Gesichtskunde versteht, beobachtet an den Lidern viele Zeichen von allgemeiner Bedeutung.

Über die Diagnose der Lider und der zentralen Wangenhaut hat Herr *Schnabel*, München, praktisch wertvolle Studien veröffentlicht. In ähnlicher Weise auch andere biologische Praktiker.

Wir haben dann eine Dreiheit von Häuten als Fundgrube für Diagnosen: Die Gesichtshaut nebst Lidern und Haaren. Die Iris. Die Retina.

Zur Therapie der Lider

Die Oberhaut des ganzen Leibes fordert vor allem anderen zur heilerischen Behandlung geradezu heraus — Wasser, Kälte, Wärme, Luft, Licht, Strahlen, Elektrizität, Salben, Seifen, Schmieren, Pflaster und endlich mit Händen-behandeln, das sogenannte Massieren und Kneten. —

So die Lider. *Axenfeld* wird wohl gewußt haben, was er sagte: „Von allen Heilmitteln für's Auge geht mir keins über das warme Kamillensäckchen." Oder *Graf Wiesers* meisterliche Anwendung von Mooraufschlägen. Oder das kunstgerechte Durchwalken, aber bitte pianissimo. Oder die Quarkaufschläge *Kneipps*. Oder die beliebten Augengläser mit Seewasser, Aloe, Borwasser, Rosenwasser usw. Oder Bestrahlungen mit Langwellen oder aus anderen rotglühenden Eisenfäden.

Hier interessieren als spezielle Übungen zur Kräftigung:

1. Das energische Emporblicken. (Man leitete, um Auge und Hirn zu ermüden, damit vielfach in der Schule von Nancy Hypnose ein.)

Die Kräftigung und Verjüngung der Lider trägt in manchen Fällen erheblich dazu bei, den ganzen Blick wieder locker und schön zu machen. Schönheit und Gesundheit sollten wie Kraft und Hochleistung gleichzeitig erstrebt werden.

Doppelt gilt das alles, wenn, wie so oft, die Erschlaffung der äußeren Lidhaut (ihrer inneren Organe, Drüsen, Muskeln,

Haarbälge, Knorpel usw.) Hand in Hand geht mit einer Minderwertigkeit und „chronischen Entzündung" der Bindehäute. Die chronische Konjunktivitis ist mit obigen Methoden oft da noch zu heilen, wo sie trotz jahrelanger Ätzung mit scharfen Mitteln fortbestand. Richtig behandelte und geübte Lider danken es oft; sie heben die Schönheit des Auges (Wimpern), und sind ein Indikator allgemeiner Gesundheit und Lebenskraft.

2. Die Lider werden lange — ohne Druck — geschlossen gehalten und dann so langsam wie möglich geöffnet. Es wird also bewußt das Gegenteil getan von dem gewöhnlichen Lidschlag oder gar von dem hastigen, zappelig-ärgerlichen, nervösen Lidschlag.

3. Die Lider werden langsam gesenkt und dann rasch und kräftig weit aufgeschlagen (wie an der Strippe gezogen). Dies mag auch im Salzwasserbad geschehen.

4. Die Oberlider werden möglichst langsam gesenkt (zusammen mit dem Blick), so wie sie vor Müdigkeit zufallen, und dann ebenso langsam wieder weit hochgehoben.

5. Die Lider werden kräftig auf- und niedergeschlagen, öfter hintereinander. Das strengt etwas an, das ist unbedenklich.

Nach diesen Übungen treten oft schöne lichte Momente ein und schließlich wird der lockere Blick als Dauererfolg erreicht.

Die Entspannung und Stärkung der Lider pflegt sich auf das ganze Gesicht zu übertragen als Ruhe, Verjüngung und Verschönerung. Das mag gern die holde Weiblichkeit vor dem Spiegel interessieren, und nicht nur ihre Verehrer, sondern auch uns, den ernsthaften Seelenarzt.

Viel Lebensglück kann davon abhängen, und vielem Kummer und Erbitterung über vorzeitiges Altern vorgebeugt werden.

VII. Kapitel

LEIERN UND KONVERGIEREN

1. Das Leiern

Zweck: Abgewöhnen von Brechungsfehlern der Kurz-, Weit-
und Alterssichtigkeit.

Wir stellen hier zunächst die praktischen Übungen dar. Die
theoretischen Betrachtungen folgen im II. Band des Werkes. Bei
Bates findet sich merkwürdigerweise keine Spur von der nahe-
liegenden Idee, den Entfernungswechsel für Sehverbesserung zu
verwerten. Die Übung wird folgendermaßen ausgeführt: Der
Schüler sieht ruhig etwa auf die große Sehtafel, die soweit entfernt ist, daß er die mittleren Zahlen noch einigermaßen zu erkennen vermag (die genauere Bestimmung der Entfernung ist
unwichtig). Der Lehrer kommt jetzt um ein bis zwei Meter mit
der senkrecht gehaltenen Tafel auf den Schüler zu. Natürlich
verdeutlicht sich das Schriftbild, während es umgekehrt wieder
verschwimmt, wenn man es mehr entfernt. Dies wiederholt man
mehrere Male, das Blatt langsam, vielleicht um $1/2$ m im Kreise
hin und her bewegend. Der Schüler strengt sich in keiner Weise
an, die Buchstaben zu lesen und findet die Erscheinung selbstverständlich. Gerade auf das Selbstverständliche kommt der
Mensch oft erst zuletzt, wie ja die ganze Geistesgeschichte beweist. Die kreiselnde Bewegung der Sehtafel wird jetzt vermindert, bis sie vielleicht nur noch 10 cm im Durchmesser beträgt,
und der Lehrer tut die ständige Frage allen Unterrichtes und
aller guten Heilkunst: „Wie tut das?" Und empfängt fast aus-

nahmslos die Antwort: „Das fühle ich keineswegs unangenehm im Auge, das ist *ein gutes Gefühl.*" Diese bestätigende Antwort ist für uns die Kompaßnadel unserer Heilweise. Der Schüler *fühlt* erstens diesen leichten Wechsel als angenehm und wird sich dessen auch *bewußt.* Bald gehen wir dazu über, daß der Schüler selbst ein Blatt in der Hand aufrecht vor sich hinhält in einer Entfernung, die ihm am sympathischsten ist und die Buchstaben am klarsten zeigt. Er bewegt das senkrecht gestellte Blatt in Kreistouren um etwa 10 cm näher an das Auge heran und wieder um 10 cm weiter zurück. Der Anfänger pflegt diese Ausführung leicht mit der entsprechenden „Ziel"-Übung zu verwechseln, bei der aber die Kreisbewegung parallel zur Stirn ausgeführt wird, während sie hier senkrecht auf die Stirn zustrebt und dann wiederum von ihr abführt. Der Arzt nennt diese Richtung sagittal, pfeilartig, im Gegensatz zu der frontalen, der Stirn parallel laufenden Richtung. Dort wird die Richtung gewechselt, hier die Entfernung. Dort wird der Apparat der äußeren Muskeln exerziert, hier der akkommodierende Apparat im Innern des Auges. (Abb. 1 und 2, Tafel XI). Wir sind in der beneidenswerten Lage das bewerkstelligen zu können und zwar unabhängig von theoretischen Erklärungen. Der Lehrer spricht:

Um das Auge auf eine gegebene Entfernung richtig einzustellen, müssen auch im Innern des Auges irgendwelche Bewegungen vor sich gehen, welche — das geht uns vorläufig gar nichts an. Wenn aber das Auge sich nicht auf die gegebene Entfernung genau einreguliert, dann verhält es sich etwa wie ein Knie mit chronischem Gelenkrheumatismus; mit dem kann man keine Kniebeugen machen. Vorausgesetzt, daß der akute schmerzhafte Zustand im Knie einer schmerzfreien Beweglichkeit gewichen ist, werden nunmehr ganz leichte Bewegungen des Gelenkes am Platze sein. Sie dürfen aber niemals so heftig ausgeführt werden, daß im Innern des Gelenkes Schmerz entsteht. Sie müssen zweckmäßig zunächst am unbelasteten Gelenk, also im Leerlauf ausgeführt werden, d. h. der Patient liegt auf bequemem Massagesofa, und der Arzt wiegt und schüttelt dieses Gelenk vorerst ganz wenig. Es war nämlich bisher in einer bösen Zwickmühle; bewegte es sich gar nicht, so mußte alle Bewegung der Säfte ins Stocken geraten und die Heilung sich verzögern. Ebenso schädlich konnte die entgegengesetzte Behandlung wirken: voreilige übermäßige Belastung oder Beugung des Knies bei unvorsichtigem Auftreten auf das Bein konnte sowohl heftige Schmerzen als Quetschungen, Zerrungen und Blutungen herbeiführen. Zwischen dieser Scylla und Charybdis rudert unser Schifflein munter hindurch. Wie lenk ich sicher den Kiel in König Markes Land? Ähnlich erfolgreich wirkt aber unser „Leiern" auf die innere Beweglichkeit des Auges.

Was versteht man unter „Leiern"? Man kann auch „Distanz-Variationen" dafür sagen. Wir verstehen darunter jeglichen Entfernungswechsel und denken dabei an die Bewegung der Hand des alten Leierkastenspielers. Es ist ein Unterschied, ob der Lehrer oder der Schüler „den Leierkasten dreht". Es fiel uns auf, daß zu Anfang dieses Leierns in merkwürdiger Weise die Schüler ermüdeten, sogar kräftige, muskelstarke junge Sportler zeigten nach ein oder zwei Minuten des Leierns deutliche Symptome von Ermüdung, sie streckten die Beine weit von sich und lagen wie sterbende Helden auf ihrem Lehnsessel. Anfangs hielt ich das für Ungezogenheit. Das war es aber nicht allein, sobald *ich* anstelle dieser jungen Männer ihnen das Blatt leiernd vor ihren Augen bewegte, gelang die Übung sogleich viel besser. Nun ist es ja gewiß immer angenehmer, wenn der andere sich plagt und wir uns im Sessel räkeln. Aber damit ist die Ermüdung doch nicht erklärt, sondern die Brillen-Augen sind so gänzlich auch der gelindesten akkommodierenden Einstellung entwöhnt, daß sie jetzt eine ganz ungewöhnliche Menge von Gehirnenergie aufwenden müssen. Dabei macht sich jegliche andere auch an sich mühelose Gehirntätigkeit störend bemerkbar, etwa so, wie auch ein guter Schlittschuhläufer während seiner Übungen schwerlich Geige spielen kann. Dazu kommt, daß im Anfang auch der Sinn des Leierns noch nicht richtig erfaßt ist, daß also eine Übung ohne jede innere Anteilnahme, mit Unlust, als langweilig empfunden, ja sogar abgelehnt wird. Diese aufbegehrende Untugend wird am besten durch ruhiges Fortfahren in der Übung überwunden, bis eine gewisse Gleichgültigkeit eintritt, in der die beabsichtigte Entspannung leicht gelingt. Und mit der Entspannung kommt der Schüler auch auf den Geschmack an der Übung. So fällt uns bei der täglichen Arbeit in der Sehschule auf die Kräfte und Gesetze des Lebens und der Seele oft ein überraschendes Licht. Hier wird, ausnahmsweise, eine leichte Ermüdung absichtlich herbeigeführt, um in ihr das „Loslassen" fertig zu bringen.

Das Leiern wird in drei Stufen ausgeführt:

1. Stufe: das kleine Kind vollführt die Übung etwa im dritten Lebensmonat mit seiner Hand.

2. Stufe: Wir bedienen uns eines erfreulichen Gegenstandes, einer bunten Postkarte, einer Blume, und endlich in der

3. Stufe: eines bedruckten Papierblattes. Leseanstrengungen sind auch im letzteren Falle tunlichts zu vermeiden, weshalb wir das Blatt gern verkehrt, auf den Kopf gestellt halten. Dem Buchstabenlesen haftet leicht etwas Strenges an. Der Buchstabe sagt hart und schroff: entweder ich *bin* ein F oder ich bin keins, es gibt nur die Wahl zwischen richtig und falsch. So hart fragt uns das kreiselnde Bildchen niemals. Bei ihm geht es nur um ein Mehr oder Weniger, aber nicht um das Entweder-Oder. Der Buchstabe will kritisch gelesen, das farbige Bild, die Blume will geschaut und erfühlt sein. Der Unterschied zwischen Lesen und Sehen und künstlerischem Schauen ist so groß wie der zwischen Hirn und Herz. Wir lernen beim Leiern gewissermaßen aus dem harten Tagesbewußtsein wieder unterzutauchen in einen halb träumerischen, seelenwarmen Gefühlszustand, aus dem wir ja auch alle herkommen. Sehr töricht wäre es, hier mit einem raschen Werturteil und einem messerscharfen Entweder-Oder dreinzu-

KOSTBARSTES GUT?

DIE AUGEN!

Stärke Deine Sehkraft!

und . . . ?

– AUCH FÜR BRILLENTRÄGER –

Schütze Deine Augen!

bei Ihrer Berufsarbeit, beim Autofahren, Lesen, Fernsehen und Schreiben und durch Nachtarbeit oder auch sonst

Ermattung Ihrer Augen?

dann rechtzeitig Hofapotheker SCHÄFER's

Vegetabilisches Augenwasser

ein vollständig unschädliches pflanzliches Naturprodukt **nach einem alten Rezept** (keine Essenz).

Anwendung: 2–3 x tägl. befeuchte man ein Läppchen oder Wattebausch mit Augenwasser und bestreiche damit die Augenlider und Umgegend. Dann massiere man leicht von der Nasenwurzel nach außen hin.

Zum äußerlichen Gebrauch!

Seit 1872 – Seit 1872 – Seit 1872 – Seit 1872 – Seit 1872

fahren, als ob nur das eine gut und nützlich und das andere tö-
richt und schädlich sein könne, wo doch nur in gegenseitigem
Austausch und in der Ergänzung das Wesen der Heilkunst liegt.
Die Leierübung kann auch in einer Entfernung vorgenommen
werden, in der die Buchstaben völlig unlesbar bleiben, oder auch
wiederum so nahe, daß sie deshalb nicht erkannt werden. Entsprechend der großen Verbreitung der Kurzsichtigkeit ist die
Leierübung, die speziell dagegen gerichtet ist, von *größter*
Wichtigkeit, und es ist mir eine rechte Genugtuung, daß diese
Übung unter diesem Namen wohl in allen Sehschulen in Gebrauch ist, wenn auch, wie üblich, unter sorgfältiger Vermeidung
meines Namens.

Fehler beim Leiern

1. Der Ausgangspunkt wird nicht richtig gewählt. Man sollte
ausgehen von der Entfernung, in der die Buchstaben des Blattes
am besten erkannt werden: also um den „Bestpunkt" herum.
2. Wenn das Leseblatt durch den Lehrer absichtlich nahe an
das Auge herangebracht wird, dann beobachtet man öfter, wie
der Schüler fast wie schmerzhaft mit dem Kopf zurückzuckt. Es
war wohl zu einer Überanstrengung der Ciliarmuskeln gekommen, die dieser plötzlichen Beanspruchung nicht gewachsen
waren.
Der Schüler, namentlich der männliche, neigt zu Fehlanstrengungen wegen eines unökonomischen Kraftaufwandes. Der Lehrer wird erstaunt sein, wenn er dem Anfänger seine Hand auf
den Arm legt und nun fühlt, wie der Bizeps und die Unterarm-
muskeln in einen Hartspann verklemmt sind, als ob es gelte,
10 kg herumzudrehen. Jeder unnütze Kraftaufwand muß vermieden werden, sowohl mit den Armen als auch mit den Augen.
Wie alle Kurzsichtigen an dem Fehler leiden, mit den Augen
zu nahe an die Dinge zu kommen (als ob sie daran riechen woll-

ten), so wird auch hier der Kurzsichtige oft die Leierübung anfangs gewöhnlich in zu geringer Entfernung vom Auge ausführen. „Achtung, die Buchstaben beißen Dich in die Nase," sollte man lustig tausendmal zum Kinde sagen. Auch bei schriftlichen Schularbeiten. Um das zu nahe Lesen zu verhindern, sind schon viele Stützapparate erdacht worden.

Spielarten des Leierns

1. An einem Wandgemälde.

Entsprechend der grundlegenden Wichtigkeit der Leierübung führen wir hier eine größere Zahl von Abarten aus:

In der Hauptübung bewegten wir das Objekt bei stillgehaltenem Kopf. Wollen wir aber das Leiern etwa einem Kirchturm gegenüber ausführen, so müssen wir uns an das Wörtlein erinnern: Der kluge Mann gibt nach, also *unsererseits* die Entfernung verändern, dadurch, daß wir auf diese großen Gegenstände langsam losgehen und rückwärts schreitend uns wieder von ihnen entfernen.

Oder wir beobachten, etwa vom Fenster, vom Balkon aus, wie sich Gegenstände auf der Straße, Automobile, Radfahrer usw. uns nähern und von uns entfernen. Wir bewegen also den ganzen Rumpf oder nur den Kopf im Sitzen, Stehen oder Gehen, langsam zum Gegenstand hin- und *rückwärts* gehend vom Gegenstand weg. Gern machen wir diese Übung an größeren Wandbildern. Die Schüler sitzen dabei zunächst so weit entfernt, wie die Größe des Zimmers es erlaubt, 6—8 Meter. Uns dient dazu das bekannte Bild „Morgenrot" von Haug. Meistens sehen die Schüler von den Einzelteilen des farbigen Bildes fast gar nichts. Man erläutert ihnen, mit einem Stocke zeigend, die Horizontlinien, dann den lichten Himmelsstreifen zwischen den Wolken, darauf einige weiße, verschwommene Gegenstände von unbekannter Bedeutung.

„Was ist der große Fleck links?"

„Ein Steinhaufen, eine Mauer, ein Wäschestück, ein Strohhaufen oder vielleicht auch ein Pferd."

„Schön. Bitte aufstehen! Ganze Kompanie einen Schritt vor!"
Aha, jetzt wird zwei Bessersehenden der Schimmel links
schon erkennbar. Die ganze Bilderklärung wird wieder von
vorn angefangen. Wir bemerken am Horizont eine recht-
winklige Erhebung.

„Augen zu! Bitte raten, was kann das sein? Vorschläge!"

„Ein Berg, ein Dach, ein Strohhaufen, eine Scheune, eine Holz-
planke."

Aber einer mit viel besseren Augen: „Das ist der Kopf von
einem Reiter!"

„Habt ihr schon einmal so einen viereckigen Kopf gesehen?"

„Er hat etwas auf seinem Kopf, nämlich einen Helm."

„Das gibt's nicht, Husaren haben nicht Helme! Sie haben
rechteckige Bärenmützen. Und wem gehört die Bärenmütze?"

„Einem Reiter."

„In welcher Stellung befindet der Reiter sich?"

„Er sitzt vornüber gebeugt auf seinem Pferd und ist einge-
schlafen."

„Achtung, Kompanie wieder einen Schritt vor! Was seht ihr
jetzt? Schon viel mehr: Ihr seht das Pferd dieses Reiters und
links der Schimmel ist nun auch deutlicher. Was ist vor ihm
zu bemerken?"

„Sein Reiter, ein blauer Husar."

„Zeigt mir mit Eurem Leibe, wie der Husar steht, wie er
seine Arme hält, wie er sich die Bärenmütze aus der Stirn
hebt. Was ist das Weiße hier, das von seiner Schulter her-
unterläuft?"

„Ein weißer Lederriemen."

„Auf deutsch: Bandelier. Was hängt daran?"

„Hinten die Patronentasche und sein Gewehr!"

„Ein Kavallerist hat kein Gewehr, sondern einen Karabiner.

93

— Was seht Ihr rechts?"

„Noch mehrere Pferde und einen dritten Reiter."

„Wieder einen Schritt vor! Jetzt können wir die Waffen, das Sattelzeug, die Pferdebeine, die Zügel genauer studieren und oben am Horizont ganz scharf links vor dem eingeschlafenen Reitersmann, was ist das? Bitte Vorschläge: Ratet tüchtig drauf los, wenn es auch falsch ist. Nichts zu wissen und zu sehen ist keine Schande, aber nichts wissen und sehen zu wollen, ist eine große Schande. Also:"

„Eine Pappel, ein Kirchturm, ein Wegweiser, ein Baumstamm."

„Noch einen Schritt vor! Und jeder tritt abwechselnd auf das Massagesofa mit der Nase ans Bild. Was ist das?"

„Noch ein Husar!"

„Wie weit?"

„200 m."

„Wohin schaut er?"

„Er schaut von uns weg."

„Wieso?"

„Weil sein Bandelier ihm auf der linken Schulter sitzt, und er seinen Karabiner aufrecht im rechten Arm trägt."

„Wir sehen ihn also von hinten. Natürlich, er wird wohl nicht auf seine Kameraden, sondern hinüber zum Feinde schauen. Und wo ist sein Pferd?"

„Da steht es ledig, halbverdeckt zwischen den beiden anderen."

„So, jetzt habt Ihr schon viele Einzelheiten begriffen, jetzt gehen wir langsam wieder zurück, immerfort das Bild absuchend. Gelegentlich auch wieder einen kleinen Schritt nach vorn tun, bis wir endlich wieder an der Stuhlreihe angelangt sind, von der wir vor 10 Minuten losgingen. Seht Ihr jetzt mehr oder weniger von dem Bilde wie vor 10 Minuten?"

„Mehr, sehr viel mehr!"

„Ganz recht! Sind Eure Augen in der kurzen Zeit so viel besser geworden? Nein, so schnell schießen die Preußen denn doch nicht. Aber Ihr ergänzt Eure verschwommenen Bilder ganz erheblich durch die Erinnerung, durch das bessere Verständnis, Ihr könnt sie viel besser ausdeuten. Ist das ein schönes Bild? Kennt Ihr das Lied vom Morgenrot? Vor 10 Jahren kamen oft Schüler, die es nicht kannten und liebten."

Sie haben sich also überzeugt, wie in dieser kurzen Zeit aus der anfänglichen „Nachtdämmerung" eine hübsche Menge von Gestalten, Farben und deutbaren Einzelheiten herausgewachsen ist und zwar in der Hauptsache durch geistiges Verständnis, Erinnern, Vergleichen. Was sie in diesen Minuten der Annäherung erlebt haben, das soll sich in den Wochen unserer Schulung Tag für Tag wiederholen. „Zum Raume ward auch hier die Zeit."

2. Einen von der Decke herabhängenden *bunten Ball* schwingen wir auf uns zu und von uns weg.

3. Das „Leiern" kann *kombiniert* werden mit vielen anderen Übungen. Unwillkürlich und immer mit dem Wechsel in der Belichtungsstärke, die im Kapitel „Lichtwechsel" besprochen wurde, oder mit den späteren großen Übungen zur Konzentration oder mit Farben oder mit Miniaturen, aber auch mit dem *Schaukeln,* das wir als Bewegungsübung ja bereits kennen lernten.

4. Wichtige Abart: Verwackeln oder Vernebeln:
Wenn das Auge beim Lesen ermüdet, so bewegen wir das Papierblatt um einige Millimeter schnellstens hin und her und halten dann plötzlich auf einen Ruck still. Alsbald verklären sich die verschwommenen Buchstaben.

5. *Der doppelte Entfernungswechsel:*
Wir halten ein größeres steifes Druckblatt derart in die beste Entferung, daß wir es in der Mitte oben und unten nur zwischen den Spitzen des Daumens und Zeigefingers fassen. Durch minimales Rotieren der Fingerspitzen von oben nach unten gerät das ganze Blatt in eine abwechselnd schaukelnde Bewegung derart, daß bald die linke Hälfte sich uns annähert, während die

rechte Hälfte sich entfernt; in der nächsten Sekunde werden diese Bewegungsrichtungen vertauscht. Die Zeilen zwischen den Fingern verlaufen am besten senkrecht und treten bald erheblich deutlicher hervor. Der doppelte Lichtwechsel auf der rechten und linken Seite des Blattes erhöht den Erfolg.

6. *Kontinuierlich:*
Wir sehen auf irgendeiner ebenen Fläche entlang, als ob wir mit unserem eigenen Körper darüber hinglitten. Das mag eine Tischplatte, der Boden des Zimmers, eine Straße, eine Landschaft, ein Seespiegel sein. Das Entscheidende liegt hier in der Kontinuität.

7. *Fern-Nah:* (Abb. 3 und 4, Tafel XI).
Die Übung wird folgendermaßen ausgeführt: Du hältst den aufrechten Zeigefinger vor die Nase, nicht so nahe, daß seine Betrachtung Schielanstrengung erfordert, also etwa 15 cm. Weitsichtige 20—30 cm, es kommt nicht viel darauf an. Du stehst am liebsten vorm offnen Fenster mit weitem Blick in das Grüne. Jetzt schaust Du an dem Finger vorbei in die Ferne und zwar mit dem rechten Auge rechts, mit dem linken Auge links an dem Finger vorbei auf irgendeinen Fernpunkt, sei es am Horizont oder am hohen Himmel. Nach einiger Zeit ziehst Du den Blick wieder auf den Finger zurück; so wird langsam „Fern" und „Nah" gewechselt. Die Übung wird leicht erlernt und anfangs dadurch noch erleichtert, daß Du den Blick ein wenig über die Fingerspitze hinauf erhebst. Das ist eigentlich alles. Und anfangs ist in aller Erziehung ja die einfache Dressur unentbehrlich. Sie genügt ja auch für die Mehrzahl der Menschen, solange sie weder das Bedürfnis noch die Fähigkeit haben, darüber nachzudenken, was sie tun. „Die Anwesenden natürlich ausgenommen." Bei manchen erwacht aber der Wunsch, die eigene Handlung zu durchgeistigen und gar zu verbessern, mit der Zeit. Solche Leute nennen wir „lernlustig", „aufgeweckt", „begabt". Sie gehören zu dem kleinen Drittel der Menschheit, die, ob sie wollen oder

nicht, immerfort daran denken und arbeiten müssen, sich und die
Welt zu verbessern. *Friedrich der Große* sagt: Einen Edelmann
nenne ich, wer, was er tut, so gut wie möglich tut.

Ganz ähnlich *Henry Ford:* „Man kann alles, was man tut, noch
unendlich viel besser tun." Natürlich ist das ein Motto über unsere Sehschule, um das wir in kameradschaftlichem Bund mit
unseren Schülern unablässig wie in fröhlicher Gymnastik ringen.

„Der gute Mensch in seinem dunklen Drange ist sich des rechten Weges wohl bewußt." Tausendmal in meinem ärztlichen Leben habe ich das aus Patientenmund gelernt, ohne daß sie recht
wußten, was sie mir damit sagten. So leuchten über dieser unserer
Fern-Nah-Übung wahrhaft wie goldene Sterne vom Himmel
die Worte herunter, die der Lynkeus im „Faust II" von dem
Wartturm singt:

> „Ich blick in die Ferne,
> Ich seh in die Näh,
> Den Mond und die Sterne,
> Den Wald und das Reh.
> Ihr glücklichen Augen,
> Was je ihr gesehn,
> Es sei, wie es wolle,
> Es war doch so schön."

Das muß man gehört haben, getragen von der weihevollen
schlichten Musik *Eduard Lassens* im alten Weimarer Theater.

Wer nur in die Ferne sieht, der wäre ein Wolkengucker, Phan-
tast und Delirant; er würde das nächste übersehen und zu Falle
kommen, wie das mit klassischer Klarheit im „Struwelpeter" zu
erlernen ist. Und wer nur immer die Augen auf die Pflastersteine
vor sich richtet, verkommt im Rinnstein, Euch taugt einzig Nah
und Fern. Anfangs müssen wir unsere Augen abwechselnd einstellen. Wenn das leicht und ohne Ermüdung gelingt, ist der
Vorteil schon groß. Besonderen Wert hat die Übung für weitsichtige, alternde Leute. Bei ihnen ist die Elastizität des inneren

97

Augenbewegers mangelhaft geworden. Ein starkes Konvergieren ermüdet die Augen bis zur Schmerzhaftigkeit, das Buch wird deshalb schließlich soweit entfernt gehalten, bis der Arm nicht mehr ausreicht. Solche Patienten sollen den Blickfinger nur allmählich immer mehr und mehr annähern. Wer das etwa in einem Zuge tun würde, beginge eine Taktlosigkeit und hätte die Idee des Leierns noch gar nicht begriffen, sondern der Finger müßte natürlich durchaus im Sinne der Echternacher Springprozession immer drei Schritt vor und zwei Schritt zurück herankreiseln. Wir können diese Übung auch *Konvergieren* nennen. Der Patient fühlt bald, wie die Augen beim Blick in die Ferne auseinanderweichen und freut sich, wenn das „mit einem hörbaren Ruck" geschieht. Beim Konvergieren tun wir also das freiwillig auf Kommando, was zum krankhaften Schielen führen würde, wenn wir nicht alsbald wieder die Gleichschaltung ausführen könnten. Ängstliche Eltern fürchten bisweilen: Aber Sie bringen dem Kinde ja damit Schielen bei. Unnütze Angst, im Gegenteil, die Übung ist auch bei Schielern unerläßlich.

Wir erinnern uns jetzt des Schaukelns im Mobilisierungskapitel; dort lernten wir die sich gegeneinander bewegenden fernen und nahen Gegenstände gleichzeitig zu beobachten, und die strenge Akkommodation sowohl auf dem einen wie auf dem anderen aufzulösen. Wenn wir jetzt die schaukelnde Bewegung allmählich so zur Ruhe kommen lassen, wie einen einschlafenden Pendel, dann sehen wir Fern und Nah zugleich ohne Akkommodation.

Eine Abart dieses „Fern und Nah" wird ungefähr so ausgeführt: Wir sehen auf die etwa 3 m entfernte Sehtafel, obersten Buchstaben, leiern jetzt unterhalb dieses Buchstabens in großen Kreisen mit einem Druckblatt in gewohnter Weise.

Eine andere Spielart

In der Nähe einen kleinen Druck, auch Miniaturen, Punkte, Einzelbuchstaben lange betrachten und dann auf weit, Horizontdinge, umschalten = Fern-Nah am Objekt.

98

Ferner: In abgestufter Entfernung werden etwa auf 1, 2, 3 und 4 m die *gleichen* großen Sehkarten aufgestellt. Dazu hält man ein Abbild der großen Karte in verkleinerter Form in der Hand, als „Souffleur". Das Auge gleitet ruhig von einem Buchstaben zu dem gleichen auf der nächsten Karte usw. und wieder zurück. So mehrere Male.

Oder: Der ähnliche Buchstabe wird imaginiert, zwischendurch Schließen der Augen. Auch brauchbar für Alterssichtige, bei ihnen wird aber von weither angefangen.

Oder: Auf ein und demselben Blatt ist der gleiche Text dreimal gedruckt in verschiedener Größe. Man geht vom lesbar-Bekannten zum unlesbar-Bekannten über. Näheres in späteren Kapiteln.

Eine andere Spielart

Der Finger wird senkrecht zur Stirnebene fern und nah geführt, aber die Augen bleiben jetzt geschlossen. Wer nun aufmerksam an den Finger denkt und ihn im Geiste verfolgt, obwohl er leiblich unsichtbar ist, wird bald in seinen Augen eine entsprechende Mitbewegung fühlen, die sich auch durch die geschlossenen Lider hindurch von einem Zuschauer leicht beobachten läßt. Hierbei läuft oft ein kleiner Irrtum unter, der ein bezeichnendes Licht wirft auf psychologische Geschehnisse. Oft wird der Schüler nämlich behaupten: Meine Augen bewegen sich bereits, — sei es im einfachen schweifenden Sinne nach rechts und links, oder wie hier im konvergierenden Sinne, — und wird ungeduldig, wenn der Lehrer ihm das abstreitet. Erklärung: Der Befehl zur Bewegung ist zwar von der Hirnzentrale ganz richtig ausgeschickt worden. Aber der Telegrafenbote ist nicht angekommen. Statt der befohlenen Bewegung wird vielleicht ein Mundwinkel gepreßt oder sonst eine kleine Grimasse geschnitten, oder die Schultern bewegt und dergleichen. So leicht wird vom Anfänger der Willensentschluß und sein Vollzug verwechselt.

2. Das Konvergieren

Die letzte Übung „Fern-Nah" hat uns bereits hinübergeleitet in diese zweite Hälfte unseres Kapitels: „Das Konvergieren". Diese Fähigkeit spielt in der Lehre von der Sehleistung mit Recht eine große Rolle. Natürlich hängt die Genauigkeit der konvergierenden Einstellung auf einen Punkt in allererster Linie von den inneren Augenbewegern ab, aber dazu müssen ihre Gegenspieler, die äußeren Augenmuskeln, ihre Aufgabe ebenfalls auf das Genaueste vollbringen. Mit ihnen aber auch alle anderen Augenbeweger. Bekannt ist, daß wir von dem Konvergenzwinkel auf die Entfernung eines Gegenstandes schließen und daß die Plastik unserer Sehbilder durch das zwei-äugige Sehen erhöht wird. Es ist, als ob schon die Natur es haßt, wenn wir uns ein Weltbild verschaffen, das stur und spröde immer nur von einem einzigen Blickpunkt aus gesehen ist. Sondern wir *sollen* die Dinge unter verschiedenem Gesichtswinkel betrachten. Ähnliches tun wir ja, wenn wir um einen körperlichen Gegenstand, einen Baum oder einen Turm oder einen Felsen herumgehen und ihn so von verschiedenen Richtungen her in uns flächenhaft abbilden. *Goethe* nennt das gern „ein reines ruhiges Betrachten des Gegenstandes mit allseitigem Herumgehen um ihn".

Als Konturen-Abschweifen besprachen wir ähnliches schon früher, aber nun stoßen wir an ein letztes Geheimnis der Geisteskraft: Aus tausend Richtungen der ganzen Windrose nahmen wir tausend Flächenbilder eines Turmes auf. Jetzt schließen wir die Augen und reproduzieren in uns etwas völlig anderes, etwas jenseits aller Sichtbarkeit, nämlich einen Turm in seinen drei Dimensionen als eine andere Wirklichkeit. Der arme *Nietzsche* hat in einem seiner vielen blendenden lichten Momente wohl ganz ähnliches bedacht: „Ein Ding ist wirklich, wenn es die vollsten Widersprüche in sich enthält." Besser gesprochen: „In sich vereint." Denn die Widersprüche haben wir ja erst an das Ding herangelegt. Minder heftig und schelmisch lächelnd heißt

100

es bei *Goethe:* „Und ein vollkommener Widerspruch bleibt gleich geheimnisvoll für Weise wie für Toren."

Spezielle Übungen des Konvergierens machen wir außer den „Fern-Nah" nur wenige. Aber das Konvergieren ist unvermeidlich bei allen Sehstörungen im engeren Sinne, sei es, daß wir Konturen abschweifen, daß wir bewegte Gegenstände im Zielen verfolgen, daß wir von einem Ende der Zeile zum anderen schweifen.

VIII. Kapitel

KONZENTRATION

Die Konzentration ist zwar mit der Konvergenz des vorigen
Kapitels eng verbunden, aber sie besagt sehr viel mehr. Bedeutete
das Konvergieren mehr ein Streben, ein Annähern, so vollzieht
die Konzentration den Akt der Berührung, des Erfassens, der
Vereinigung. Jenes ist Vorbereiten, dieses ist die Erfüllung und
Verwirklichung.

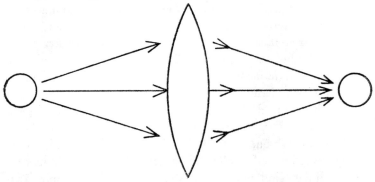

Aus dem einheitlichen Lichtpunkt treten die Strahlen diver-
gierend aus, erreichen das Maximum an Differenzierung und
werden durch die auffangende Linse wieder zusammengebracht,
verdichtet. So wird z. B. aus Licht Feuer. Aus dem Einen entsprungen, in das Eine zurückkehrend. *Pythagoras, Heraklit* und
Empedokles benutzten im Aufbau ihrer Weltenschau vielfach
die Begriffe „verdünnen" und „verdichten".
    Obige kleine Figur stellt ähnlich ein Weltensymbol von Wie-
derwerden, Neugeburt und namentlich von der Geburt neuer
Ideen, was man gewöhnlich „Erkennen" heißt, dar.

Die Konzentration ist nicht nur Vorbedingung, sondern auch Ursache aller höheren Taten des Menschen. Wir gebrauchen in der Sprache unserer Mutter dafür auch andere Worte: Aufmerken, beachten, betrachten, seine fünf Sinne zusammennehmen, spannen, spähen oder auch mit den Augen verzehren. Die vereinende Kraft in allen Weltensphären ist die magna vis, der Magnetismus, die Liebe und ihr Widerpart, die Elektrizität, das Aggressive, sich Ausbreitende, Zertrennende. Siehe wiederum Schema.

Die konvexe Linse ist Symbol sowohl des Sehvorganges als auch der wichtigsten Vorgänge in Seele und Geist. Ohne sie ist Sammlung nicht möglich. Wie man durch genaue Sammlung mit Hilfe einer vollkommen glattgeschliffenen Linse in einer bestimmten richtigen Entfernung ein Feuer anzünden kann, so auch in den metaphysischen Gebieten. Die Fähigkeit, gut und schön zu konzentrieren, ist Anfang, Mitte und Ziel aller Erziehung und zum Schluß der edelsten Erziehung, nämlich der Zucht des eigenen Selbst. Je mehr der Lehrer sich hierauf versteht, um so besseres wird er leisten. Die zweite Aufforderung an jeden Lehrer besteht darin, daß er es seinem Zögling so leicht wie irgend möglich machen muß, um Freude, Mut und Kraft zu erhöhen. Je besser Lehrer und Arzt, Politiker und Offizier sind, um so weniger werden sie Peitsche und Sporen brauchen. „Gelockt werden" will das Kind zum Guten. Mit einem Tropfen Honig fängt man mehr Fliegen als mit einem Eimer voll Essig. Mit solchen „Honigapparaten" locken wir unsere Schüler zur Konzentration. Niemals Ungeduld und Tadel von unserer Seite. Höchstens ein gutmütiges, ermunterndes Auslachen, wenn es „noch nicht" gleich gelingt.

Das Zauberloch

Zu diesem Zwecke haben wir einige einfache kleine Apparate konstruiert, d. h. eigentlich nicht wir, sondern seit 50 Jahren lernt ja wohl jeder Student das „stenopäische Löchlein" kennen und die Tatsache, daß er dadurch schärfer sieht. Wir nennen es „Zauberlöchlein", um das unschöne Fremdwort zu vermeiden und das Interesse des Schülers zu erwecken. Seine Verwendung gehört so wie das Palmieren, Zielen, Leiern, der Wechsel von Licht und Entfernung zu dem eisernen Bestand unseres Schulplanes. Das erste Experiment und gleichzeitig die erste Untersuchung jedes neu eintretenden Schülers wird mit diesem Zauberlöchlein vorgenommen.

Folgendermaßen: Der Schüler, gewöhnlich mit der Schulbrille von 3—5 Dioptrien behaftet, nimmt diese ab und sitzt etwa 2 m vor der großen Sehtafel, schwarz oder weiß, es macht wenig Unterschied. Wir fordern ihn auf zu lesen. Bei der dritten Zeile werden die Buchstaben verwaschen, bei der vierten nicht mehr erkannt. Wir prüfen natürlich die Augen einzeln. Der Schüler hält sich jetzt ein viereckiges Blech von etwa 8—10 cm Seitenlänge und einer abgeschrägten Kante, in der Mitte von einem feinen Löchlein durchbohrt, möglichst nahe vor sein Auge. Sehr ungeschickte Seher müssen das Löchlein erst gegen eine starke Lichtquelle ausfindig machen. Auch wird der Schüler ermahnt, das Blech weder zwischen den Fingern zu „zerdrücken" noch sich damit den Augapfel zu verletzen, sondern ganz leise und geduldig so „durchzuschielen", wie durch das Schlüsselloch in das Bescherungszimmer vor Weihnachten (eine gloriose Sehübung!). Was geschieht? Der Schüler liest nicht nur die dritte Zeile wie vorhin, sondern die vierte, fünfte und die sechste, und nach einigem Probieren vielleicht jetzt schon die siebente, achte und gar neunte Zeile. Was bedeutet das? Erstens für den Lehrer: Die wichtigsten Teile des Auges, Netzhaut und Sehnerv, sind in Ordnung, und der lichtdurchlässige Apparat ohne nennenswerte Trübungen. Der Lehrer kann dem Schüler eröffnen: So gut wie Du jetzt durch dieses kleine Löchlein siehst, so gut *kannst* Du schließlich auch ohne diesen künstlichen Mechanismus sehen lernen. Zweitens für den Schüler: Je nach Temperament und Verständnis eine lebhafte oder geringe Freude und Erstaunen. Bei älteren Schülern und Erwachsenen schließen sich hier einige Worte der Erklärung an. Schlaue Jungen prüfen, ob in dem Zauberlöchelchen nicht doch eine kleine winzige Linse befestigt ist. Einige erklärende Sätze, die gelegentlich durch die Betrachtung an großen anatomischen Wandtafeln ergänzt werden:

Die aus der Ferne parallel auf der Linse auftreffenden Lichtstrahlen werden in Eurem Auge nicht richtig gebrochen. Außer einem einzigen, nämlich dem mittelsten oder zentralen oder Achsenstrahl, der kann und braucht nicht gebrochen zu werden, weil er senkrecht auftrifft. Nun blenden wir all die falsch gebrochenen Randstrahlen ab und lassen nur den tugendhaften Hauptstrahl durchtreten. Er erreicht hinten im Auge den Punkt des besten Sehens, denn dieser Bestpunkt und der Beststrahl gehören natürlich zueinander. Wir erregen damit das Zentrum der feinsten Sehempfindung in der Netzhaut, das dadurch ganz gelinde wieder zu besserer Leistung angeregt wird, genau so wie der anatomische Bau des Auges es von vornherein als logische Notwendigkeit erwarten läßt.

Wieviel beträgt die Verbesserung durch das Zauberloch? Angenommen, unser Schüler hatte sich verbessert von der dritten Reihe (die, wie ihre beigefügte Maßzahl angibt, auf 21 m normalerweise gelesen wird) bis zu der neunten Zeile (die auf 3 m gelesen werden soll) so bedeutet das eine Verbesserung von 3 zu 21, d. h. das Siebenfache oder 700 Prozent.

Dieses Löchlein kann mannigfach verändert werden, sei es spaltförmig, sei es, daß mehrere oder viele oder sehr viele Löcher nebeneinander stehen, in welchem Falle eine noch stärkere Verbesserung erzielt wird. Wir haben in Anlehnung an Dr. *Scholz* in New York uns Brillen aus Pappe angefertigt, wie man sie zu Maskenbällen trägt: die ovalen Metallscheiben vor den Augen sind durchlocht, durch sie wird das Sehen noch weiterhin verbessert, welcher Erfolg noch für mehrere Stunden nach Absetzung der Brille anzuhalten pflegt. Wir verleihen diese „Brille" dem Schüler aber erst in der vierten Woche, nachdem er schon etwas Gutes gelernt hat, denn sonst will er weiter gar nichts haben als diese Brille und sich jede weitere Mühe sparen. Das möchte ihm gefallen. Aber nicht uns. Wichtig ist, daß diese Zauberlöchelchen ganz scharfe Ränder haben, wie das nur in Metall möglich ist. In Stoffen, Holz, Leder werden die Ränder unscharf und das Löchlein wirkungslos.

Warum dieses „stenopäische Löchlein" bisher zwar vielleicht beschrieben und sogar auch zu Untersuchungszwecken angewandt worden ist, niemals aber zu therapeutischen, dafür habe ich weder die Verantwortung noch eine Erklärung, es sei denn, die betrübliche, daß der Wissenschaft das Studieren und Describieren oft wichtiger ist als das Probieren und Sanieren.

Ein lebendiger Ersatz des Zauberbleches: Viele Kinder haben, als sie klein waren, gelegentlich mit den Händen „Operngucker" gespielt, indem sie die Finger röhrenförmig vor die Augen setzten, am kleinen Finger einen Sehspalt offen ließen und so viel schärfer sahen. Auch in Museen kann man das bei Kennern beobachten. Jeder sein eigener Operngucker! Wir führen das Gleiche etwas kunstgerechter aus, indem wir den Zeigefinger und vor ihm den Mittelfinger ganz leise auf das Endglied des Daumens aufsetzen und so ein Zauberlöchelchen ganz nahe an die Wimpern bringen können. Dieses Zauberlöchelchen ist auf das Allerfeinste in seiner Größe zu regulieren. Nur muß man dazu geschmeidige Finger haben und keine Holzklötze (ein psychognostisches Merkmal ersten Ranges). Man kann auf diese Weise sehr leicht beim Blicken gegen eine Lichtquelle seinen eigenen Glaskörper mit zahllosen corpusculären Elementen, auch Newton'schen Farbenringen, Lichtbeugungen, Polarisationskreuzen und lichtbrechenden Schlänglein in hellen Haufen sehen, schöner, billiger und amüsanter wie manches Kino.

Das Zauberfensterchen oder die Lochkarte

Die Priorität dieser Erfindung gehört wie vieles andere nach Wiesbaden. Man fertigt sich diese Lochkarte an aus buntem, steifem oder halbdurchsichtigem Papier etwa in Größe einer Visitenkarte; das Fensterchen nahe dem Rande, annähernd so groß wie eine Briefmarke. Zum Gebrauch dieser Lochkarte erinnern wir uns an die elementarste Übung des „Buchstabenwischens" im Kapitel Lichtwechsel. So wie wir dort an der großen Sehtafel einen Buchstaben der zweiten Reihe mit unserem Pappblatt öffneten und bedeckten, so machen wir es jetzt innerhalb unserer Reichweite mit einem Leseblatt und diesem Fensterchen. Besonders für Alterssichtige nützlich. Es hat sich in den Jahren eine feste Reihenfolge der verschiedenen Übungen mit dem Lochblatt herausgebildet.

1. Das bunte Blatt bedeckt mit seiner Ecke links oben ein Wort des Leseblattes an markanter Stelle; jetzt wird schnell oder langsam hin- und hergewischt, die gewischten Buchstaben erscheinen meist nach etlichen Sekunden deutlicher, schwärzer, fetter, der weiße Untergrund im selben Verhältnis weißer.

2. Wir halten das Fensterchen auf den rechten Druckrand, so zwar, daß das Fensterchen links einige Buchstaben offenläßt, rechts einen gleich großen Teil des weißen Randes. Durch senkrechtes Hin- und Herschieben des Blattes verdeutlichen sich alsbald die Buchstaben. Das gelingt den Schülern häufig durchaus nicht. Warum? Sie hatten nur in das Loch gestarrt, nicht aber gleichzeitig das übrige Leseblatt betrachtet, sich also selbst die Möglichkeit des Vergleichens genommen. So straft die Natur die geistige Sünde des Sich-bornierens.

3. Wir halten das Lochblatt halb auf dem Rande, halb auf dem Druck, ohne es zu bewegen. Auch jetzt muß allmählich der relative Unterschied zwischen Fenster und dem übrigen Blatt heraustreten. Der Lehrer spricht:

Was wir hier tun, das ist eine „Kontrastfärbung". Böcklin sagte: „Alle Kunstwirkung beruht auf Kontrast." Wenn das Leben nun die Kunst aller Künste ist, so muß es überall durch Kontraste erweckt und gestärkt werden. Wer die Kontraste zwischen warm und kalt auf seiner Haut fürchtet, wem es immer zieht, der bleibt ein Feigling ohne hygienisches Ehrgefühl.

4. Bisher mußte das gefensterte Blatt sorgfältig auf der Leseunterlage aufliegen. Wir heben es jetzt aber derart, daß das Lochblatt vielleicht 15, das Leseblatt etwa 30 cm von einem unserer Augen entfernt ist, während das andere zugehalten wird. Jetzt fangen wir an zu „leiern", sei es mit dem Leseblatt, sei es mit dem Lochblatt, sei es mit unserem Kopf, am besten mit allen dreien. Statt der strengen Leierbewegung sind solche mit Zielkreisen noch amüsanter: Wenn schon das stille Fensterchen unser Sehen verbesserte, so wird sich die Wirkung des Leierns und Zielens natürlich dazu addieren.

5. „Fenster in die Ferne" heißt diese Übung. Sie gelingt nur nach langer Übung. Das Fensterblatt wird mit ausgestrecktem Arm bei offenem Zimmerfenster etwa gegen eine grüne Landschaft gehalten. Es entsteht dann der Eindruck, als wäre der durch das Fenster gesehene Teil der Landschaft viel interessanter als die Umgebung: die Farben heller, gerade als ob ein Sonnenglanz darauf läge, die Baumstämme und Schatten tiefschwarz und der ganze Anblick von schönster Plastik. Auf die Farbe des Lochblattes kommt es natürlich dabei auch ewas an. Auch arbeitet es sich gut mit Lochblättern, die halb durchsichtig sind.

6. Wenn man zwei Lochkarten aufeinander legt, lassen sich die Fenster so verschieben, daß schließlich nur ein ganz kleiner Ritz oder Dreieck übrig bleibt. Dieses zu- und abnehmende Lichtloch „blinzelt" dann und hat ähnliche Erscheinungen zur Folge wie das Blinzeln mit unseren Lidern, und ahmt das Verengen und Erweitern der Pupille nach, natürlich mit ähnlich stimulierender Wirkung für die Retina wie aller Lichtwechsel.

Der Zauberpfennig

Hierunter verstehen wir die Erscheinung, daß in einem gleichmäßigen Farbenfeld durch Konzentration des Blickes ein Stück gewissermaßen herausgeschnitten oder herausgehoben wird, so daß es seine Farbe verstärkt. Es handelt sich also um eine bewußte Differenzierung innerhalb ein und derselben Farbfläche. Diese Übung ist gar nicht leicht und gelingt wohl erst, wenn man die Stufen zu ihr allmählich heransteigt.

Du mußt jetzt zwei Worte lernen, die es in sich haben, das eine Wörtlein heißt „differenzieren", das andere „relativieren".

Differenzieren: Ein Ding, das ich sehr oft, sehr lange mit starker innerer Anteilnahme betrachte, vielleicht auch in verschiedenster Entfernung, Beleuchtung, Umgebung, wird sich mir sehr viel tiefer einprägen als bei flüchtigem, gleichgültigem Begegnen. Die Tiefe eines Seh-Eindruckes hängt sogar zum größten Teil von der seelischen Anteilnahme ab. Es gibt Anblicke, die sind so entsetzlich, so glühend in die Seele eingebrannt, daß der Mensch sie nie wieder abschalten kann. Z. B.: Wenn ein Kind vor den Augen der Mutter von einem Auto überfahren wird. Der Eindruck ist dann vielleicht so fixiert, daß die unglückliche Mutter in geistige Umnachtung gerät. Sie kann das grausige Bild nicht ablöschen, nicht vergessen. Oder im entgegengesetzten Sinne: sieht ein liebeglühender Jüngling von tausend Menschen im Theater nur „sie", die Einzige. Dieser Zustand ist minder gefährlich, denn das kosmische Gesetz des Wechsels sorgt hier dafür, daß die überstarke Gefühlskonzentration bald durch Wechsel gemildert wird.

Wie können wir einen Seh-Eindruck vertiefen? Eben durch angemessenen Wechsel. Durch das uns nun schon wohlbekannte Wechselbedecken von Buchstaben oder Bildern. Wir wollen das jetzt wiederholen. Ich wische Euch mit meinem weißen Pappblatt auf der weißen Tafel, aber nicht mehr den ganzen Buchstaben B rechts auf der zweiten Zeile, sondern nur

*seine untere Hälfte. Allmählich leuchtet Euch diese Hälfte in
schönem samtigem Schwarz auf. Einverstanden? Nun mache ich
dasselbe mit der oberen Hälfte. Jetzt wird auch diese schärfer.
Jetzt machen wir das gleiche an dem großen C der ersten Reihe.
Aber ich putze nur das langgestreckte Rechteck rechts oben und
gehorsam meldet auch dieser Buchstabenteil sein verstärktes
Schwarz. Jetzt aufgepaßt! Bitte laßt jetzt Eure Augen auf dem
tiefschwarzgeputzten Rechteck ruhig stehen, ohne daß Ihr sie
auf die übrige Rundung des großen C abrutschen laßt! Was geschieht? Einstimmig antwortet die Klasse: „Das übrige C wird
grau, unansehnlich, verstaubt, wie gepudert." Schön! Jetzt haben wir das C different gefärbt. Different gleich unterschiedlich.
Wir konnten Unterschiede erzielen zwischen dem Rechteck, weil
wir es schärfer betrachteten gegenüber dem außer Betracht ge-
lassenen Schwarz. Oder wir können jetzt statt dessen sagen: Der
gewischte Teil ist gegen den anderen „relativ" schwärzer geworden. Absolut hat sich an der Farbe nichts geändert. Aber
in uns, in unserer lebendigen Netzhaut und Seele, da haben wir
allerdings eine Änderung wahrgenommen (entoptische Farben
Goethes).*

Nächste Stufe:

*Ich wische Euch nur mit einer Ecke meines Blattes ein Stück
vom oberen C in der Nähe des „Nordpols". Erfolg: diese Stelle
erscheint am stärksten geschwärzt.*

Nächste Stufe: Über den Begriff „relativ".

*Welche Farbe hat die Decke unseres Zimmers? Weiß? Na ja,
aber sehr verschiedenes Weiß. Da könnten wir leicht 10 Grade
der weißen Farbe unterscheiden, vom reinsten leuchtenden Weiß
bis zu einem tiefgrau schattierten. So sind alle Farbflächen, wenn
wir sie genügend lange betrachten, in sich unterschiedlich
gefärbt. Jetzt betrachtet einmal gerade so das große C und guckt
ganz ruhig auf seine Mitte, also auf die weiße „Bratpfanne mit
dem abgebrochenen Stiel". Was zeigt jetzt das schwarze Rund?
Es fängt wahrhaftig an, auch leise Unterschiede zu zeigen zwi-*

*schen ein wenig mehr Schwarz und ein wenig mehr Grau. Jetzt
merkt Euch einmal eine Stelle, die Euch recht schwarz erschien.
Sie hat nicht etwa scharfe Ränder, sondern nur ganz verschwommene Umrisse. Jetzt aufgepaßt! Augen zu! Jetzt nimmt jeder
von Euch einen hübschen kleinen Pinsel, taucht ihn in chinesische
Tusche und pinselt gerade nur diese Stelle recht schön schwarz
an, natürlich nur im Geiste. Jetzt öffnet die Augen! Was ist aus
dem Fleck geworden? Ist er noch da? Famos! Er ist sogar noch
stärker hervorgetreten? Schön! So, jetzt die Augen bitte wieder
aufmachen. Der Fleck oder die Wolke ist noch schwärzer geworden? Recht so!*

Konzentration in der Nähe

Wir haben den Zauberpfennig absichtlich an der großen Karte
in der Entfernung von 1½ bis 2½ m entwickelt und tun jetzt
dasselbe mit einem gewöhnlichen Leseblatt in der üblichen Leseentfernung. Der Schüler lernt jetzt auch am kleinen gedruckten
Buchstaben einzelne Teile einzufärben. Gute Dienste leistet uns
dabei unser „Führstift" oder lieber *Sehspieß* genannt. Auch diesen haben wir dem ABC-Schützen abgeguckt, der bekanntlich
mit seinem Fingerchen buchstabiert. Das ist eine höchst zweck-
mäßige Instinkthandlung, denn ohne die jeweils zu entziffern-
den Buchstaben mit dem Zeigefinger festzuhalten, würde das
kindliche Auge ihn gewiß sehr oft verlieren und viel Zeit brauchen, ehe es dieses Buchstabenbild, das ja noch lange nicht klar in
seiner Vorstellung sitzt, aus der Unmenge leider sehr ähnlicher
Figuren wieder herausfindet. Eine Lehrerin, die den Kindern dieses Hilfsmittel in ihrer Ungeduld verbietet, hat ihren Beruf
verfehlt.

Unseren Sehspieß schneiden wir uns aus bunter Pappe etwa
in Form eines gespitzten Bleistiftes. Mit ihm gehen wir langsam
von Buchstaben zu Buchstaben in einem Wort, das vielleicht fünf

TAFEL IX

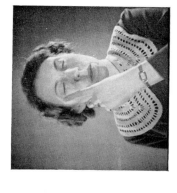

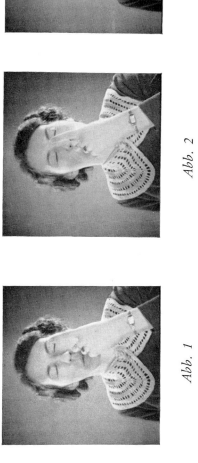

Abb. 1

Abb. 2

Abb. 3

„Blinder Gehorsam". Siehe Text S. 81

TAFEL X

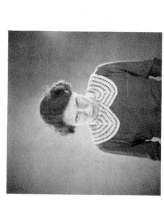

Abb. 3

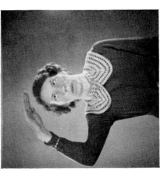

Abb. 6

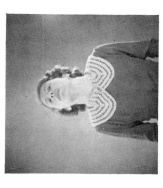

Abb. 2

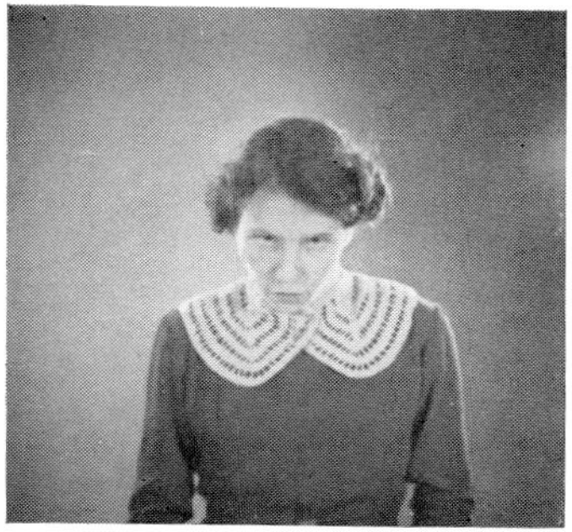

„Pagode". Siehe Text S. 81

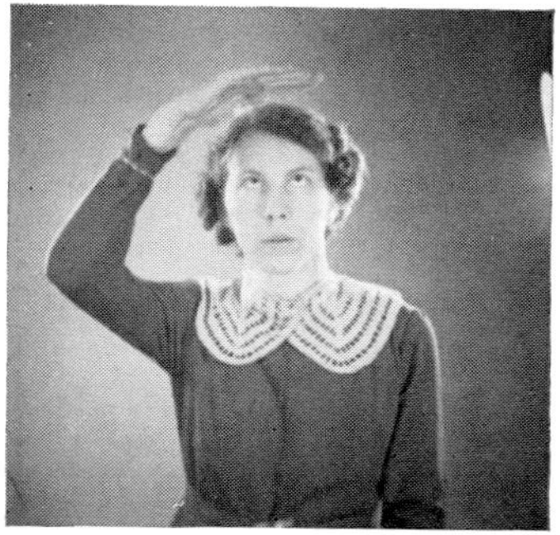

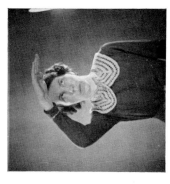

Abb. 5

„Klimmzug". Siehe Text S. 81

Abb. 1

Abb. 4

Buchstaben enthält und kehren vom letzten Buchstaben wieder zum Anfang zurück. Das wird vielleicht zehnmal wiederholt. Repetitio est mater studiorum. Die Konzentration des Blickes soll nicht verbissen geschehen, wie wenn ein böser Reiher aus einem Teich Fischchen aufspießt, sondern nur mit weicher Spannung, d. h. sowohl das ganze Wort als auch der einzelne Buchstabe als die gleitende Führspitze werden zu gleicher Zeit erfaßt. Am liebsten rühren wir nur an den Fußpunkt eines jeden Buchstabens, je langsamer und gleichmäßiger der Zeiger geführt wird, um so besser. Wir müssen hier wieder einmal eine kleine Pause zum Nachdenken einlegen, damit unsere Arbeit sich immer mehr von der Dressur entfernt und vergeistigt wird.

Durch absichtliches Verlangsamen des Tempos gewinnt unsere Arbeit unvergleichlich an Wert und Erfolg und Sicherheit. Freilich muß es einem dabei in höchstem Grade gleichgültig sein, ob das alles vor, während oder nach unseren Lebzeiten eintritt. Ohne Scherz: Langsame, zielstrebige Geduld ist von allen bewußt arbeitenden Seelenkräften doch vielleicht die größte. Und hier mit unserem kleinen Führstift üben wir sie sorgfältig.

Vor zwei Jahren schrieb mir ein geistlicher Herr mittleren Alters: „Ich habe in den vier Wochen Ihrer Sehschule nicht bloß viel besser sehen gelernt, sondern darüber hinaus etwas mir noch viel Wichtigeres, nämlich erstaunliche Zunahme von Geduld und Selbstvertrauen." Solch Wort aus solchem Munde war lehrreich. Wir machen, wie Sie aus der Länge der vorstehenden Denkpause entnehmen wollen, von diesem Kunstgriff der absichtlichen Verlangsamung fleißig Gebrauch. Man kann geradezu beurteilen, ob irgendeine bewegende Seh-Übung gut ausgeführt wird aus der Ruhe und Gleichförmigkeit der Bewegung, auch bei einer Klasse von 25 Teilnehmern. Aus dem „Gang" einer Maschine, eines Pferdes, einer leiernden Hand kann man sichere Schlüsse ziehen auf das innere Kraftgetriebe, die Konstruktion und Leistungsfähigkeit. Das wußte Pythagoras schon sehr genau, lange vor Leonardo. Unsere Sehlanze ist auch nur ein Apparat, um

113

den Blick zu führen, wie früher ausführlich beschrieben. Wir nehmen uns jetzt einen Langbuchstaben heraus, etwa ein langes deutsches s oder f und gleiten nun mit der Führspitze langsam auf dem Buchstaben oder neben ihm herauf und herunter. Wir verweilen etwas an der kleinen „Windfahne" oben und dann wieder unten an der auslaufenden Spitze des Buchstabens. Jetzt gehen wir an den Buchstaben, der für diese Übung eigens erfunden zu sein scheint, nämlich das kleine gedruckte (deutsche oder lateinische) i. Wir gehen aufmerksam auf dem i-Stamm herauf und herunter, herunter und herauf, vielleicht sechsmal. Jetzt nähern wir uns wieder seinem nördlichen Ende und nun, aufgepaßt! machen wir einen mächtigen Satz über den weißen Schnee bis auf den schwarzen Klotz des i-Punktes, der vor Angst oder dem Anprall unserer Geisteskraft natürlich schwarz anläuft, machen kehrt und springen wieder zurück. So mehrere Male, bis wir es satt haben. Dann wird aufgehört wie immer, denn nichts ist verkehrter, als ein müdes Organ zur Arbeit zu zwingen, außer es geht um Leben und Tod. Auf diese Weise haben wir unsere konzentrierende Kraft erhöht.

Eine ähnliche Übung stellen wir an, wenn wir bei einem Doppelpunkt so kräftig auf den einen oder den anderen Punkt abwechselnd sehen, bis wir auch da Unterschiede in Form, Farbe, Größe und Plastik in uns *erzeugen*, oder zwischen weiter entfernten Punkten hin- und herspringen.

IX. Kapitel

MINIATUREN UND ROTATION

1. Die Miniaturen

Bates ist in seiner Entdeckerfreude manchmal etwas weit gegangen und hat etliche allgemein anerkannte Tatsachen und Dogmen auf den Kopf gestellt. Nicht nur gestellt, sondern gerade wie Kolumbus sein Ei, auf den Kopf „gehauen". Das gibt Scherben in den Eier- und Hirnschalen. Böse Buben mit viel Jugend und wenig Tugend freuen sich daran, aber die Verletzung der akademischen Spielregeln „ärgert unsere Alten". Man kann aber auch lächelnd dem Frosch-Mäusekrieg zusehen und wird dabei am ersten ein salomonisches Urteil heraustasten, das in beiden Lagern Richtiges und Falsches analysiert, kritisiert und voneinander absondert. Ne quid nimis, nur nicht allzu viel; allzu viel konservatives Wesen verkalkt, allzu viel Umänderungssucht zerstört das Leben. Zu den Dingen, die *Bates* etwas plötzlich und kritiklos einfach auf den Kopf stellte und nachdrücklich empfahl, gehören:

Das Lesen im Dunklen, das Lesen in unbequemsten Lagen, das Lesen im schütternden Eisenbahnzug und in allernächster Nähe, das Lesen auf sonnengeblendetem Papier und das Lesen allerfeinsten Druckes, so klein, daß er nur auf photographischem Wege vervielfältigt werden konnte, also was man Augenjuckpulver nennt. In jeder dieser Beobachtungen liegt nicht nur ein Körnchen, sondern ein ganz ansehnlicher Eßlöffel voll von Wahrheit. Die genannten Leistungen stellen aber alle Höchstrekorde eines bestgeschulten Auges dar; an ihnen würden aber die Anfänger, die noch nicht gelernt haben, ohne Anstrengung zu sehen, Schaden nehmen, kleinen, großen, auch sehr großen. Quod licet Jovi, non licet Bovi, und hiergegen verstößt *Bates* oft und schwer. Ist doch die richtige Dosierung eigentlich eine Kernfrage aller ärztlichen, erziehenden Kunst.

Einige Miniaturblätter in verschiedener Typengröße liegen in der Handwerksmappe. *) Sie werden folgendermaßen benützt:

Der Schüler sitzt bequem wie immer in seinem Armstuhl, das Licht im Rücken, womöglich Sonne. Während ein Auge zugehalten oder zugebunden bleibt, hält er das Miniaturblatt etwa auf 1 cm Entfernung (= 10 mm!) vor das Auge, so daß die Sonne also etwas schief von hinten auf das Blatt auftrifft. Solange das Auge lichtgereizt ist, ist diese Übung natürlich noch nicht statthaft. Das Blatt berührt die Nase etwa in der Mitte zwischen Nasenwurzel und Nasenspitze, bei Kindern könnte das Blatt auch auf die Nasenspitze aufgelegt werden. Der Lehrer hat hierbei meist einen mehr oder minder lebhaften Widerstand der Schüler zu bekämpfen. Es ist wirklich wider die Natur, Buchstaben so nahe an das Auge heranzubringen, daß jede Akkommodation aufhört, selbst in einem höchst kurzsichtigen Auge von 15 oder 20 Dioptrien. Wir übertreiben also absichtlich das Laster des Zunahesehens. Der Schüler strengt sich vergeblich an, den winzigen Druck zu enträtseln. Eigensinnigen Augen kann das ein deutliches Mißbehagen verursachen, aber in diesem Falle geben wir ausnahmsweise nicht nach. Immer Honigbrot wäre Korrruption, aber kein Training. Wir ermüden das Auge absichtlich, damit ihm sein eigensinniger Lesewillen und Lesegewohnheit abgewöhnt wird, bis er sein Bestreben zu akkommodieren wegen Ermüdung aufgibt. Wir haben an unseren

---

*) Die Handwerksmappe ist in Vorbereitung und erscheint in unserem Verlag.

Wänden in fingerlangen grünen Buchstaben auf gelbem Grund den Befehl hängen: „Nicht — lesen — wollen", in drei Zeilen geschrieben. Ist das nicht sonderbar und sogar verwirrend? Denn wozu kommen denn unsere Schüler zu uns, wenn nicht zu dem Zweck, wieder lesen zu lernen; und dazu bedarf es doch wohl des Willens? Sogar sehr andauerden, geduldigen Willens! Und dennoch! Hier wie überall muß man richtig betonen, den Akzent richtig legen. Nicht lesen *wollen*, nicht mit *Gewalt* und voreilig, nicht mit Fehlanstrengungen. Das alles würde den Erfolg verhindern. Und ferner: Nicht *lesen* wollen, sondern lange, lange vorher erst wieder *schauen* können, ehe man sich mit dem unvermeidlichen Übel der Schwarzkunst einläßt.

Was fühlt der Schüler beim Anblick dieses Miniaturblattes mit seiner impertinenten Aufdringlichkeit? Er sieht wieder einmal das berühmte „Nichts", aber in dem Nichts nimmt er Unterschiede wahr zwischen dunkleren Streifen und helleren („das Schwarze sind die Buchstaben", flüsterte ein lieber Kamerad im Kasino des Seuchenlazaretts gern, wenn er einem Nachbarn die Zeitung reichte, um die er gebeten wurde). So also, mein guter Junge, sind auch hier das Schwarze die Buchstaben und das Weiße dazwischen ist der berühmte Raum „zwischen den Zeilen". Wo siehst Du das Blatt vor Deinem Auge am meisten verschwommen? Gerade in der Mitte des Gesichtsfeldes, während mehr am Rande, rechts, links, oben, unten, die Buchstaben ganz allmählich wie aus einem gläsernen Nebel hervortreten. Diese randständigen Buchstaben sind ja von Deinem Auge um einige Millimeter weiter entfernt, also in einem „etwas vernünftigeren" Abstande als die im Zentrum. Man muß zu diesen Beobachtungen natürlich das Auge gut stillhalten können. Es folgt das erste kleine Kunststück: Die Lidränder werden jetzt etwas gegeneinander angenähert, aber — sehr wichtig! — durchaus ohne jedes Kneifen, was wir streng vermeiden müssen. Sogleich verdeutlichen sich diese Buchstaben dermaßen, daß sie oft sogar schon gelesen werden können. Zwischen diesem absichtlichen Verwischen und Verdeutlichen lassen wir die Lider eine kleine Weile — natürlich langsam! — hin- und herspielen.

Bald stellen wir andere Bewegungsübungen, aber natürlich nur millimeterweise an. Wir bewegen die Miniatur langsam in waagerechter oder senkrechter Richtung oder auch im Kreis herum und beobachten, wie das verschwommene, vernebelte Zentrum des Sehfeldes über das Blatt hingleitet. Dann wird das Blatt in leierndem Sinn langsam um einen halben oder ganzen Zentimeter gekreiselt. Mit wachsender Entfernung wird bei diesem vergrößerten Abstand der Druck sich um vieles verdeutlichen. Der Zweck dieser Übung besteht auch wieder darin, dem Auge beizubringen, *akkommodationsfrei in weite Ferne zu schauen.* Die meisten Schüler lernen das bald, einzelne nie. Denn hier liegt in dem Nichtabschalten können der Akkommodation jene Großmacht verankert, gegen welche Götter selbst vergebens kämpfen. Wenn wir nach 5 oder 10 Minuten solchen „Turnens" an der Miniatur dem Auge plötzlich Raum geben und den Blick in weite Fernen fahren lassen, erleben wir eine der Schwankungsgröße entsprechende maximale Verbesserung, nämlich Entspannung.

Ganz besonderen Wert haben diese Miniaturübungen bei Weit- und Alterssichtigkeit. Sie sind aber auch bei Kurzsichtigen kaum zu entbehren. Der Lehrer muß bei ihrer Anwendung sorgfältig acht geben; nicht, daß jemals Schaden entstanden wäre, aber viele Schüler mogeln hierbei hartnäckig.

Wir haben andere Miniaturblätter, auf denen derselbe Inhalt dreimal untereinander gedruckt ist, oben in kleinem, darunter in kleinerem und unten in allerkleinstem Druck.

Das Auge studiert bequem den obersten Druck so lange, bis es sich ihn gut eingeprägt hat und einigermaßen auswendig kennt. Beim Übergang auf den mittleren Druck wird dem Auge das Lesen leichter fallen als sonst, denn es kann ja die Worte gedächtnismäßig leicht erraten, wenn sie auch ziemlich unklar sind.

Nun wiederholen wir dasselbe auf dem kleinsten Druck.

Am besten nimmt man sich dazu vielleicht das jeweils erste Wort. Es möge das kurze Wörtchen D E R sein. Das prägen wir uns im großen Druck mühelos ein, gehen dann, noch erfüllt von diesem Anblick, auf das verkleinerte identische Anfangswort über, nach einer geraumen Weile von diesem auf das Anfangswort des kleinsten Druckes.

Wir sehen also den gleichen Gegenstand in gleicher Entfernung, aber in verschiedener Größe. Also umgekehrt, als wenn wir gleich große Gegenstände (z. B. Telegrafenstangen) in verschiedener Entfernung als unterschiedlich groß erkennen.

Oder man kann, wie es beim *Grafen Wieser* viel geübt wird, solchen winzigen Druck erst einmal mit einer schärfsten Lupe studieren, damit er sich auf diese Weise geistig einprägt.

Oder wir benutzen das Zauberloch zur Erklärung.

Oder wir erhöhen die Konzentration mit unserem Führstift.

Oder wir kippen das Blatt in leichtem Lichtwechsel.

Oder wir verwackeln es kräftig, um es dann mit einem Ruck ganz still zu setzen.

Selbstverständlich werden alle diese Miniaturen nur mit einem Auge geübt.

Diese Zusammenstellung gibt wertvolle Entspannungsübungen, von denen wir ausgiebig Gebrauch machen (*Bates* hatte sie alle völlig abgelehnt).

2. Rotation

Alle die bisher genannten Übungen mit Farben hatten ein Gemeinsames: sie erforderten nur wenig und gar keine anstrengende Aufmerksamkeit; im Gegenteil, sie gelangen am besten, wenn man ganz unbefangen auf die Farbstreifen und bunten Buchstaben und bunten Bilder hinschaute. Wir ließen fast ohne unser Zutun die Farben in uns entstehen oder aus unserem Innern hervorlocken. Die nun folgenden Übungen sind mehr aktiver Natur. Wir fassen sie als „Rotation" zusammen. Diese Gruppe von Übungen wird hier zum erstenmal veröffentlicht und hoffentlich wird sie ebenso viel Nachahmung finden wie viele andere von uns vorgeschlagene und erprobte Übungen. Wenn dabei mein Name sorgfältig verschwiegen wird, so ist das eigentlich erfreulich, denn man pflegt sich ja nicht gerade Wertloses anzueignen ... Wenn es nur dem Schüler gut bekommt.

Die Rotationsübungen werden folgendermaßen ausgeführt: Auf einem Pappblatt von etwa Oktavgröße befindet sich in der Mitte eine Zweimarkstück große Kreisscheibe, beides in farbiger Ausführung, also eine rote Scheibe auf gelblich getöntem Grund. Dieses Pappstück soll jetzt vor den Augen der Klasse so gedreht werden, daß die Mitte der Rotscheibe sich nicht mitbewegt. Dazu müssen von jeder Seite je zwei Finger das Pappstück mit den Fingerspitzen genau in der Höhe des Scheibenzentrums anfassen und jetzt langsam hin- und herdrehen, so daß also die Scheibenmitte sich nicht bewegt und wie auf einer unsichtbaren Nadel als Achse fixiert bleibt.

Sieben Beobachtungen an der Rotationsscheibe

Das ganze Pappstück dreht sich also um diesen feststehenden Mittelpunkt der Scheibe, einmal rechts herum, einmal links herum. Die Schüler melden allmählich: „Es kommt uns vor, als ob

1. die mittlere Scheibe sich abwechselnd den Fingerspitzen annähere, sie aber trotzdem nie erreicht (Tantalus);
2. als ob die Drehscheibe herauf- und heruntertanzt (leicht zu erklären, denn das Auge bezieht die senkrechte Höhe der Scheibe unwillkürlich auf den Rand oberhalb der Scheibe und dieser steigt und fällt);
3. unsere bekannte Steigerung der Farben gegeneinander träte, und zwar so, daß das Rot um so röter wird, je näher wir es

120

nach seinem Rande hin abtasten, während umgekehrt der gelbliche Untergrund um so heller wird, je mehr er sich dem roten Rande nähert. Die rote Scheibe ist von einem lichteren „Hof" umgeben, der als Heiligenschein, Aura, immer Spaß macht und leicht beobachtet wird;

4. als ob die runde Scheibe ihre Form ändert, bald in die Länge gezogen, bald nach der Breite vergrößert erscheint (sie „pulsiert").

5. Die Konturen des Kreises erscheinen nicht mehr rund, sondern wir nehmen höchst kritisch eine Reihe von Unregelmäßigkeiten darin wahr: Ecken, Ausbuchtungen und andere Mängel (hier wurde also der „eckige Kreis", von dem man ja schon immer gesprochen hat, zur Wirklichkeit als Symbol dafür, daß wir hier unmögliches oder wenigstens bisher für unmöglich gehaltenes sehr wohl möglich machen.)

6. Die Scheibe wird jetzt immer plastischer. Manchmal scheint sie sich geradezu in ihrer ganzen Ausdehnung von dem Untergrund hochzuheben oder kugelartig anzuschwellen, oder im Gegenteil mit dem Zentrum dellenförmig sich einzusenken in die Papierebene.

7. Die rote Scheibe selbst zeigt die bekannten farbigen Unterschiede dergestalt, daß das Zentrum am wenigsten und der Rand am meisten rote Farbe aufweist."

Wir fassen zusammen: Durch diese Rotation hat die rotierende Scheibe allerlei Merkwürdigkeiten zustande gebracht, die man sonst im Weltall nur im Lebendigen und zwar im Zentrum beobachtet. Sie tanzt auf und ab; sie kullert hin und her; sie strahlt wie eine Sonne; sie pulsiert; sie vereint extreme Widersprüche; sie schwillt aus der Ebene in die dritte und vierte Dimension und sie steigert ihre Ätherstrahlen in ihrem eigenen Innern! Solche belebenden Wunder vollbringt eine richtig hin- und herschaukelnde Rotation. Dabei wird der Leser vermutlich nicht leicht etwas finden, was sonderlich zum Staunen wäre. Im Verwundern wird nach *Plato* der Geist geboren; ein Geist, der sich nicht wundern kann, ist im besten Fall ein seelenloser Automat. Wenn im Verwundern das „Warum"-Fragen des Kindes erwacht, so ist das substantivische Wunder nicht nur des Glaubens liebstes, sondern auch ältestes Kind. Mit unserer Rotationsübung kurbeln wir die Wirtschaft im Auge an. Wo? In dem haarscharfen Punkte des besten Sehens (im Zentrum des gelben Flekkes). Er ist — meinte *Bates* — ein mathematischer Punkt ohne räumliche Ausdehnung.

Ähnliche Wunder eröffnet uns heute die theoretische Atomforschung. Das Atom ist nicht mehr und nicht weniger als die Wiederholung unseres Sonnensystems in beträchtlich verkleinertem Maßstab. Das Rotationstempo dieser Tochter-Ionen ist ziemlich munter: 2—17 Billionen pro Sekunde. Die Physiker haben ihren Abstand genau nachgemessen. Stellt man sich jetzt vor, daß eine Kraft imstande wäre, diese Polka zum Stehen zu bringen, so würde damit die Existenz der Materie in Wegfall kommen, weiter aber auch gar nichts, bloß das bißchen sichtbares Weltall; alle Kräfte blieben vorhanden; aus der Kinese in Latenz gestaut. Und wenn dieselbe Kraft nun die munteren kleinen Ionen statt nach rechts herum nach links herum laufen ließe, dann wäre das Weltall wieder in Existenz getreten. Das Entstehen der Materie hat also zur Voraussetzung eine körperlose Rotationskraft und eine Achse im Raum, um die herum alles kreist. So wie Wilde mit einem Stab harten Holzes Feuer erbohren, so das kosmische Kräftepaar Elektrizität und Magnetismus, so ist es mit unserer Drehscheibe.

Nun könnte man unsere kleine Drehscheibe immer noch ein müßiges Spielzeug nennen, denn der Widerstand der Materie gegen das Licht dauert genau so lange, wie das sichtbare Weltall existiert, aber da hat ein Professor an der Sorbonne vor einiger Zeit exakt nachgewiesen, daß das menschliche Auge, sofern es unverblödet ist, in der Sekunde etwa zweihundertmal eine ganz feine rotierende Bewegung macht. *Bates* war durch ähnliche

Überlegungen auf etwa 70 Rotationen in der Sekunde gekommen. Die Flimmerepithelien der Bronchialschleimhaut mögen ähnliche Ziffern aufweisen, jedenfalls ist ein feines rotierendes Kreiselspiel zum Wohlbefinden der Augen nötig, wie wir es in unseren vielen Zielübungen schon eingangs beschrieben und hier auf höherer Ebene mit unserer Drehscheibe wiederholen. Wir tun also auch hier kaum etwas anderes, als daß wir den Entwicklungs- und Heilvorgang der Natur ehrfurchtsvoll durchdenken und nach Möglichkeit nachahmen, wie das auf dem Wiesbadener Internistenkongreß 1937 der Berliner Professor *Boedau* so schön sagte. Von unserer Rotationsscheibe machen wir mehrfachen Gebrauch.

Im Sinne des uns nun schon längst geläufigen Leierns entfernen wir die Scheibe auf ein, zwei, acht Meter, und beobachten, wann die Farbe verschwindet und wann sie wieder auftaucht. Wir lernen dabei von neuem, wie unterschiedlich die Kraft des Auges schwankt, und zwar in kürzester Zeit. Es ist oft geradezu, als wenn das Auge, d. h. der Blick, sich herauszieht, sich verlängert. Wie man ineinandergestülpte Röhren, etwa eines Fernrohres, hinausschiebt, wie sich die Fühlhörner einer verängstigten Schnecke, wenn die Luft rein ist, wieder langsam herausstrecken. Feinfühlige Schüler geben derartige Gefühle oft ungefragt an, die sich bis zu einem kleinen schmerzhaften Kitzeln „ganz tief hinten im Auge drin" (das wird ja wohl die Netzhaut sein), steigern können. Bei sehr weiter Entfernung wird die Drehscheibe *allmählich* zu einem mehr oder minder dunklen Punkt zusammenschrumpfen: So werden die natürlichen Entfernungsverhältnisse draußen an diesen verschwindenden Scheiben nachgeahmt.

Ich selbst glaube mir gerade durch dieses in die Ferne Scharfsehen aus Instinkt schon als Tertianer ungewöhnlich klare und gute Augen erworben zu haben, während die Mitschüler sich einen Spaß daraus machten, ohne alle Not Klemmer zu tragen, auch wenn sie nur aus Fensterglas waren. Oder wir betrachten bunte Scheiben unter verschiedenem Lichteinfall, sei es, daß wir bei stark einfallendem Licht das senkrechte Blatt nach rechts oder links, nach oben oder unten neigen. Schon dabei nehmen wir deutlich ein Schwanken in der Stärke der Farben wahr. Deutlicher geschieht dasselbe, wenn wir eine Kehrtwendung machen, also das Blatt jetzt der Sonne oder Lichtquelle entgegenhalten. Währenddessen hat die Farbscheibe eine ganze Skala zwischen vollbeleuchtet und vollbeschattet durchlaufen. Die volle Beleuchtung entspricht der klaren Wissenschaft, die volle Beschattung und Dämmerungserscheinungen der Romantik.

Nehmen wir jetzt schwarz-weiße oder buntfarbige Blätter mit Buchstaben, so wird erstaunlicherweise der Buchstabe, gegen die Sonne gehalten, besser gesehen als vorher, sofern die Netzhaut nicht überreizt wurde. Drehen wir uns aber einige Zeit danach vom Lichte ab, so daß das Blatt wieder volles Sonnenlicht erhält, während jetzt die Augen beschattet sind, so wird wiederum der Buchstabe besser gesehen. Auch hier wäre es falsch zu fragen, was ist besser, der Sonne entgegen oder mit der Sonne zu sehen? Auch hier gilt wieder das unsterbliche Dogma: Euch taugt einzig Tag *und* Nacht.

Oben wurden einige Betrachtungen über die seelischen Zusammenhänge der Farben angestellt. Wir beobachteten zuerst das passive Empfinden von Farben bei geschlossenen Lidern. Es folgte die objektive Betrachtung farbiger Flächen, und als dritte aktivste Stufe schauen wir jetzt durch vorgehaltene schönfarbige Gläser in Oktavblattgröße in die Landschaft hinaus. Die Seelenfärbung der Landschaft durch diese Farben fühlt ja wohl selbst der Brillenträger.

Wir lernen den Unterschied zwischen Erblicken, Schauen und Lesen-Erkennen jetzt deutlicher. Erblicken tun wir etwas auch unwillkürlich, sogar gegen unseren Willen, etwa wenn im dunklen Zimmer plötzlich das Licht der elektrischen Lampe ins Auge schlägt. Dabei verhalten wir uns überwiegend so passiv, wie beim Hören eines Knalles. Beim Anschauen eines Gegenstandes hält sich aktiv und passiv die Waage, auch insofern, als namentlich beim künstlerischen Schauen fortwährend die berufene Ganzheitsbetrachtung herüberspielt in die Erfassung und Abwägung von Einzelheiten. Es ist wirklich ein fortwährendes Herüber und Hinüber von Allgemeinwohl und Einzelinteresse. Betrachte wie ein Maler ein Porträt malt. Fortwährend nähert er sich irgendeinem einzelnen Farbenstrich an, um alsbald wieder zurücktretend, hin- und herwiegend diese Einzelheit abzuwägen in ihrer Wirkung auf das Ganze. Wir veranstalten deshalb eine Reihe von Schau-Übungen, in denen die Hochkonzentration des Lesens absichtlich abgeschaltet wird. Wenn wir uns ein mit gewohnten deutschen oder lateinischen Buchstaben bedrucktes Blatt vor Augen halten, so ist die Macht der Lesegewohnheit fast unwiderstehlich. Wie alle Gewohnheiten, wenn man sie freiwillig bricht, uns unglaubliche Lebenskräfte zur Verfügung stellen, so auch hier. Wir benutzten dazu schon früher die „Gassen und Gletscherspalten", d. h. die weißen Zwischenräume zwischen den schwarzen Buchstaben; jetzt stellen wir die Buchstaben auf den Kopf und betrachten: Was ist auf dem Blatte schwarz, und was ist weiß? Wir tauchen also unter in den Kindheitszustand des Analphabeten. Zum gleichen Zwecke lassen sich auch die Miniaturblätter benutzen, wenn wir sie auf Armeslänge und länger halten, so daß von einem Lesen ebensowenig die Rede ist, wie wenn wir sie uns einige Millimeter entfernt betrachteten. Wir machen also dem Auge jedes Lesen völlig unmöglich und was übrig bleibt, ist eben das bloße Schauen, wie wir es erreichen wollten. (Abb. 5 und 6, Tafel XI).

Einige solcher *Schau-Übungen* an der großen weißen C-Tafel. (Tafel XII.)

Wir müssen dabei allerdings sprechen wie zu Kindern, deren Schutzengel noch nicht durch Schulbesuch zum Verstummen gebracht worden ist.

Hier seht Ihr diesen runden Kringel, und in dem Kringel einen weißen Kreis und an dem Kreis einen langen Stiel, das ist unsere Bratpfanne. Und hier in dem Beet, da stehen zwei runde romanische Fenster nebeneinander, und hier unten im R das Weiße, das ist die Luftröhre auf dem Verdeck eines Dampfers. Der zweite Buchstabe der sechsten Zeile ist ein lateinisches V, zeigt als Kern und Inhalt eine Lanzenspitze, neben ihm das Y eine kleinere weiße Pfeilspitze. Aber dieses erste krumme Ding auf der gleichen sechsten Zeile, wer rät, was das ist? Das muß nach links herum gedreht werden und ist dann die Photographie vom Kopfe eines Hasen mit hoch-aufgestellten Löffeln von hinten gegen die Mondscheibe gesehen. Wenn wir sonst Buchstaben und Zahlen sehen, so stürzen wir uns mit den Augen auf die schwarzen Linien, um sie zu verhaften. Hier tun wir ausgerechnet das Gegenteil, die schwarzen Buchstaben sind uns erst einmal völlig gleichgültig, uns interessiert nur der weiße Untergrund oder Hintergrund, und von ihm aus entwickeln sich erst seine Negationen, diese schwarzen Dinger. So entwickeln die alten Meister ihre Menschenfiguren aus einem goldenen Urgrund heraus. Damals konnten nur wenige Mönche lesen, und Karl der Große regierte seine vereinigten Staaten Europas als Analphabet und Edelbauer unter der Kaiserkrone. Das Lesen hat, wie Plato lächelt, auch seine Schattenseiten, z. B. den Verlust des Gedächtnisses und des Adlerauges. An den deutlicheren, schöner hervortretenden Farben ist uns alles gelegen. Wir schneiden uns aus steifer Pappe kleine Figuren, welche genau auf den grundierenden Inhalt einiger großen Buchstaben passen, also für das C der großen weißen Sehtafel eine gestielte Bratpfanne, und für das große E der schwarzen Tafel einen Zweizack, wie sie in der Handwerksmappe zu finden sind. Jetzt passen wir die schwarze Bratpfanne auf das weiße Rund des großen C und schlagen nun nach wenigen Sekunden mit dem Zeigefinger der rechten Hand dieses Deckblatt rasch nach unten. Per contrarium, (es lebe Hegel, der unsterbliche Entdecker der Gedankenpolarität) erscheint das jetzt plötzlich aufblitzende Weiß im Innern des schwarzen Ringes in blendender Weiße, gegen welches das gesamte übrige Blatt schmutzig wirkt. Den entsprechenden farbenverstärkenden Erfolg erzielen wir im weißen E der schwarzen Tafel. Lebendiger und interessanter, ja geradezu aufregend wird dieses Spielchen, wenn wir es „mit farbigem Abglanz bereichern." Auf die weiße Bratpfanne des C wird jetzt ein entsprechendes gestieltes Pappstück mit vollem bayrischem Blau eingepaßt. Nach drei Sekunden wird es schnell weggeschlagen, und mit einem langgedehnten „Ah", wie beim Feuerwerk, begrüßt eine richtig angewärmte Sehklasse das nun hervorgezauberte, unverkennbare Gelb; oder wir halten, wie der Stationsvorsteher, unsere Signalscheibe, diesmal grün gefärbt, in das schwarze C und erzielen prompt ein Aufleuchten von rot. Mit dieser Erzeugung komplementärer Farben kann man sich, wie man sagt, stundenlang amüsieren. Es ist auch keineswegs nötig, daß man die Signalscheiben immer in die schwarzen Buchstaben hält, sondern die Kontrastfärbung gelingt draußen im freien Felde genau so gut. Nach etlichen Versuchen schwächt sich die komplementäre Farbwirkung allerdings ab. Das Farbensehen enthüllt hier schon eines seiner tiefen Geheimnisse, nämlich das Geheimnis der Gegenseitigkeit des Verbrauches und der Produktion. Helmholtz war eine Leuchte seines Jahrhunderts, weil er über produktive Vorstellungskräfte verfügte und im Zwange von Denknotwendigkeiten kühne Luftschlösser und handfeste Arbeitstheorien zu gestalten wagte. So erfand er, zur Erklärung solcher Farbstoffe das liebliche Märchen von den drei Arten des Sehpurpurs, die bis heute von keiner besseren Annahme ersetzt worden sind. Eine Theorie ist immer besser als gar keine. Auch eine falsche, denn sie braucht ja nur durch klügere Erben berichtigt zu werden, sagt einer der vornehmsten, niemals zankenden Geistesfürsten des vorigen Jahrhunderts, Charles Darwin. Bei Gelegenheit der Komplementärfarben geziemt es sich, eines anderen Großen im Reich der Geister in Dank und Ehrfurcht zu gedenken, und die Zuhörer wollen sich bitte ihm zu Ehren eine Sekunde aus ihrem Korbsessel erheben. Seine Gebeine liegen auf dem Frankfurter Nordfriedhof unter einer gewaltigen schmuck-

losen Grabplatte, auf die ich seit 35 Jahren manches liebe Mal
ein einsames Kränzchen gelegt habe. Arthur Schopenhauer.
Nichts weiter stört die feierliche Ruhe, nicht einmal eine bio-
graphische Jahreszahl, wie sie deutscher Belehrungseifer früher
auf Straßenschildern anzubringen pflegte. Als Goethe in bitter-
ster Einsamkeit in Weimar stand, niemand Kenntnis nahm von
seiner Farbenlehre, erschien bei ihm ein junger Studio aus Göt-
tingen, interessierte sich brennend für die Farbenlehre, setzte
sich in Göttingen hin, schüttelte seine eigene Farbenlehre aus
dem Ärmel und schickte sie, Monsieur sans gêns, dem hohen
Herrn: der aber nahm es gewaltig krumm, und seufzte:

Lähmung

„. . . Dein Gutgedachtes, in fremden Adern,
Wird sogleich mit dir selber hadern . . .
Trüge gern noch länger des Lehrers Bürden,
Wenn Schüler nur nicht gleich Lehrer würden.“

Etwas gallig, wie?
Man möchte es heimlich und leise ein bißchen umändern.

Bestätigung
Selbstgedachtes, aus fremdem Munde
kehrt zurück zur guten Stunde,
gibt die Lust zu neuem Werke
und verdoppelt Deine Stärke.

Die Sichtbarkeit großer farbiger Buchstaben hängt natürlich
von dem Hintergrund ab und zwar nicht nur von dessen Farbe,
sondern auch von der stofflichen Beschaffenheit, z. B. werden
goldene Buchstaben oder Figuren sich niemals von einem grünen
Papier so wonnig abheben, wie gegen grünen Samt; dann erst
kommen die alten Hohenstaufen-Wappenfarben zu voller Wirkung. Oder wir malen Buchstaben eines mittleren Laubgrün auf
einen sandig-gelben Untergrund. Weiße Buchstaben gegen schwarzen Untergrund werden meist dem umgekehrten vorgezogen.
Die weißen Buchstaben haben allerdings oft den Nachteil, daß

128

ihre Konturen in die schwarze Umgebung übergreifen und also verwischte Linien ergeben, während umgekehrt die schwarzen Buchstaben schlanker erscheinen als die weißen. Die Frauen wissen ganz genau, weiße Kleider machen dick, schwarz macht dünn. Den stärksten Eindruck von Farben, bei denen wir uns auch mit den Augen am aktivsten verhalten, erzielen wir, wenn wir unsere schön gefärbten Glasscheiben unmittelbar vor die Augen halten und so die Landschaft betrachten. Hierbei kommen die Farben in extremer Stärke zu unserem Bewußtsein und auch die oben geschilderten seelischen Erregungen erreichen ihren höchsten Grad, und bleiben als verbessertes Sehen noch längere Zeit bestehen. Dabei ergeben die verschiedenen Farben erhebliche subjektive Unterschiede.

Die Zahl der Farbenübungen und Zusammenstellungen ist unbegrenzt. Aber eine Gruppe von Übungen möchte doch noch besonders erwähnt werden, nämlich solche, die sich eng an die Rotationsübungen zu Anfang dieses Kapitels anschließen. Wir bedienen uns zu diesem Zwecke etwa handteller-großer Pappscheiben, auf die verschiedene Kreise derart exzentrisch gemalt sind, daß sie alle sich in einem Punkte der äußersten Peripherie berühren, nach Art des Pfauenauges. Dies läßt sich variieren in Größe und Farbe, auch derart, daß der engste, kleinste Kreis der hellste oder der dunkelste ist. Eine Anzahl solcher „Pfauenaugen" liegt in der Handwerksmappe. Wir benutzen sie gerade so wie in der ersten Rotationsübung die Drehscheibe: drehen sie einige Male mit spitzem Finger, und halten dann inne, wie wir das bei allen unseren Bewegungsübungen tun. Was beobachtet der Schüler? Er erweckt in sich die Illusion, als sähe er in einen Trichter hinein oder auf einen abgeschnittenen, gestuften Zukkerhut von oben herunter. Das Auge lernt etwas Neues, nämlich „die dritte Dimension hinzufügen". An dieser Stelle liegt die bequemste Brücke zu dem dritten Hauptteil unseres Schulplanes, dem Geistigen. Denn darauf wird es nun immer mehr ankommen, daß wir in das flächenhafte Bild nun unsererseits mit produktiver Phantasie die dritte Dimension hineinlegen. Nur so viel, wie wir von uns aus hineinlegen in „Faust", „Homer" und „Tristan", soviel kann uns daraus in verklärter Form wieder entgegentönen. Die Großen locken uns leise, ihnen unsere Seele zu opfern, um sie uns neugeboren und verklärt zurückzugeben. Sollte *Goethe* das im „Rattenfänger" angedeutet, aber unfertig gelassen haben?

Unsere Sammlung von Pfauenaugen beträgt wohl mehrere hundert Stück. Alle mit unermüdlichem Fleiß und Erfindungsfreude von unserer alten getreuen Mitarbeiterin, Fräulein *Luise Keim*, ausgedacht und ausgeführt.

Zusammenfassung und Übergang

Jedes körperliche Sehen vollzieht sich an Farben. Im Verlauf der Farbenübungen haben wir alle früheren Übungen wiederholt oder auch miteinander verbunden. Im weiteren Verlauf der Sehschulung wird das immer öfter geschehen.

X. Kapitel

ARBEITEN MIT FARBEN

Bedeutung des Farben-Sehens

Wir sind jetzt an einem größeren Abschnitt angelangt. Die bisherigen Kapitel (III—IX) bilden ein Ganzes und enthalten in der Hauptsache die elementaren, primitiven Vorübungen. Unsere Darstellung begann mit dem Empfindungsleben und ging über zu den mannigfachen Übungen der Bewegungen, also einer mehr oder minder bewußten Willensausübung, um bei der Konzentration schon die geistige Sphäre vielfach zu berühren. Die jetzt folgenden Kapitel bilden in unserem gesamten Schulplan das Mittelstück. Wir kehren dabei gewissermaßen zum Ausgang zurück, aber wie bei einer Schnecken-Spirale, um eine Etage höher. Auch in diesem Farbenabschnitt werden wir gemäß der uralten Dreiteilung verfahren und wiederum unser Pensum in Empfinden, Wollen und Denken untergliedern.

Ganz ohne Philosophie geht es beim besten Willen gerade hier nicht ab. Mehr als bisher folgen wir hier *Goethes* Spuren und fürchten uns nicht , gegebenenfalls noch höhere und steilere Felswände zu erklimmen, selbst wenn er sie noch nicht alle gegangen sein sollte.

Goethe hat bekanntlich auf seine Farbenlehre viel mehr Zeit und Mühe verwandt als auf irgendein anderes Stück seiner weltenweiten Lebensarbeit, und er hat ihren Wert überaus hoch geschätzt. Nicht nur so wie eine Mutter ihr Sorgenkind am meisten liebt, das wäre ein billiges und pietätloses Urteil von uns. Hören wir seine eigenen Worte, die wie goldene Dukaten das Bild des Königs als Stempel tragen.

„Auf alles was ich als Poet geleistet habe, bilde ich mir gar nichts ein. Es haben treffliche Dichter mit mir gelebt, es lebten noch trefflichere vor mir und es werden ihrer nach mir sein. Daß ich aber in meinem Jahrhundert in der schwierigen Wissenschaft der Farbenlehre der einzige bin, der das Rechte weiß, darauf tue ich mir etwas zugute, und ich habe daher ein Bewußtsein der Superiorität über viele."

Ein solches Bekenntnis aus dem Munde des Siebzigjährigen steht geheimnisvoll, fast drohend wie die Nordwand des Matterhorns vor uns. Bisher ist *Goethes* Farbenlehre so gut wie gar nicht verstanden worden und selbst die Bemühungen *Wilhelm Ostwalds* kommen über die mechanisch-mathematische Behandlung nicht hinaus. Vielleicht liegt ein Teil dieses Mißerfolges, der *Goethe* unaussprechlich schmerzte, in einer nicht ganz glücklichen Namengebung seiner ganzen Arbeit. Man hat schon oft für die eigensinnige Behauptung von der Einheit und Unkompliziertheit des weisen Dichters auf letzte Untergründe in *Goethes* Seele, auf seinen religiösen Glauben hingewiesen, gewissermaßen entschuldigend, wie auf ein Schwäche. In Wirklichkeit möchte das umgekehrt liegen, *Goethe* hat nicht zu viel, sondern zu wenig von der Seele gesprochen. Zwar sagte er: „Fragt man mich, ob es in meiner Natur sei, ihm" (Christus) „anbetende Ehrfurcht zu erweisen, so sage ich: Durchaus! Ich beuge mich vor ihm als der göttlichen Offenbarung des höchsten Prinzips der Sittlichkeit. Fragt man mich, ob es in meiner Natur sei, die Sonne zu verehren, so sage ich abermals: Durchaus! Denn sie ist gleichfalls eine Offenbarung des Höchsten, und zwar die mächtigste, die uns Erdenkinder wahrzunehmen vergönnt ist. Ich anbete in ihr das Licht und die zeugende Kraft Gottes, wodurch allein wir leben, weben und sind, und alle Pflanzen und Tiere mit uns . . ."
Und ferner „Die Farben sind die Taten des Lichtes." Hätte er statt dessen gesagt: Die Farben sind die Taten der Seele, die

132

im Sehakt mit den Taten des äußeren Lichtes „zu höherer seliger Begattung" vereint werden, dann wäre der Sinn des Ganzen in seinem metaphysischen Gehalt — übrigens auch in bester Übereinstimmung mit *Kants* Autonomie und *Helmholtzens* spezifischer Sinnenenergie — zum Ausdruck gebracht.

In der Einleitung zu seiner Farbenlehre gibt *Goethe* einen Abriß der geistigen Weltgeschichte, wie nur er ihn zu geben vermochte. *Justus Liebig* in seinen Chemischen Briefen leistet ähnliches. War *Goethes* Farbenlehre vielleicht doch ein Versuch mit unzulänglichen Mitteln, in einer Zeit, die für seine Geschichte noch nicht reif war? Konnte er die Verbindung herstellen zwischen den kindfrommen erhabenen Anschauungen von *Newtons* Emanationsgedanken auf der einen Seite und den von tiefster kristallklarer Gottesanbetung erfüllten Formeln und Kurven des großen *Leibniz*? *Goethe* war gewiß auch ein Gottesverkünder, aber mehr als produktiver Künstler denn als flammenwerfender Prophet. Gemäß unserem Ziel studieren wir selbst die höchsten Offenbarungen der farbigen Welten nicht nur aus philosophischen und ästhetischen und welthistorischen Interessen, sondern zu Heilzwecken.

Machen wir uns klar, daß der Mensch nie etwas anderes sieht, als Farben, worunter wir schwarz und weiß auch einbegreifen. Linien, Konturen und Formen sind, sofern sie sichtbar sind, immer Grenzen zwischen zwei oder mehreren Farbflächen. Grenzen sind Endigungen, *fines,* und da es sich in dem Wort Philosophie wesentlich um Definitionen handelt, muß das Wesen dieser Art von Wort-Philosophie negativ sein. Anima philosophiae est negativa. Der Inhalt, die Fülle aber ist positiv, ist Seele, ist Farbgefühl.

Je deutlicher und tiefer zwei nebeneinander stehende farbige Flächen voneinander unterschieden werden können, um so schärfer, klarer und plastischer werden endlich auch ihre gemeinsamen Grenzlinien vom Auge erfaßt werden. Sichtbare Linien in mathematischem Sinne gibt es nicht, sie müssen immer Flächen sein, worüber *Leeuwenhoek,* der Kolumbus des Mikroskops, nicht Worte genug finden konnte.

Übungen mit Farben

Unsere Übungen mit den Farben werden wie immer auf die einfachste Art angefangen und allmählich gesteigert.

Farbenkontraste

1. Übung mit großen Kartons in lebhaften, kräftigen Farben. Unsere Kartons sind etwa 60 zu 40 cm. Der Lehrer hält sie auf zwei bis drei Meter Entfernung so gegeneinander, daß das eine Blatt das darunterstehende etwa zur Hälfte bedeckt. Nehmen wir an blau und gelb. Ein schönes starkes Marineblau, ein leuchtendes Zitronengelb, also die alten schwedischen Nationalfarben. Wenn der Schüler seine Augen auf die Grenzlinie richtet, sei es ohne oder mit Bewegung, wenn er die beiden Farbengebilde mit dem Auge abstreift, so wird sich meistens bald ergeben, daß die Farben ihren Charakter verstärken, je näher sie der Grenze kommen. Das Blau wird blauer, das Gelb leuchtender, intensiver, gelber.

2. *Grenzverschiebung.* Das obere Blatt, sagen wir das gelbe, wird in kleinen, einigen zentimeterlangen Ruckbewegungen auf dem blauen nach oben geführt, so daß also jedes Mal an Stelle einer gelben Partie eine neue blaue Partie auftritt, und dieses Blau wird immer intensiver, denn: „Wo das Schöne, stets das Neue", heißt es am Schluß vom „Diwan."

Neue Menschenkinder, neue Blumen im Frühling, neue Kleidchen sind schöner als alte und verwelkende. Es fällt hier ein göttliches Verzeihen auf die Modenarrheit und Sucht nach dem Allerneuesten.

3. Es brauchen durchaus nicht immer komplementäre Farben zu sein, oder auch in sich besonders schöne Farben, im Gegenteil,

z. B. mit einem Karton violett, der wie ein alter Ladenhüter ausgeblichen und fleckig ist, kann man eben so interessante Beobachtungen machen, wie mit den farbenschönsten Kartons.

4. Die Verfärbung wird oft so stark, daß sie dem Schüler unglaubhaft erscheint, und er meint, es läge objektiv am Blatte. Der Gegenbeweis ist leicht dadurch zu erbringen, daß man eines oder beide Blätter um 180 Grad dreht, dann wird die Farbenverstärkung alsbald wieder an der Grenze aber nun am entgegengesetzten Ende auftreten. Es ist also offenbar unser Auge, d. h. die Netzhaut, welche diese Farbenverstärkung hervorbringt. Beleuchtung und Entfernung spielen dabei keine wichtige Rolle.

Welcher Art ist diese Farbenverstärkung? Die Farben werden wie von innen durchleuchtet, mit einer *eigenen* Schönheit, die etwas Unirdisches an sich hat. Die alten Meister *van Eyck* und *Memling,* die großen Italiener *(Andrea del Sarto, Filippo Lippi)* zeigen solche Farben. Sie sind wahrhaft transparent, verklärt, verinnerlicht, durchseelt.

So wie die alten Kirchenfenster *Uhlands,* die dem Auge von außen nichtssagend erscheinen, vom Innern der Kirche aus gesehen bei *durchscheinender Beleuchtung* alle überirdischen Herrlichkeiten des Lichtes offenbaren und den denkenden Betrachter mit symbolischer Optik hinauftragen auf den Berg der Verklärung. Für den außenstehenden Knaben, der hinter die Kirche ging, sind das sentimentale überschwengliche Redensarten. Wer aber „Die wandelnde Glocke" von *Goethe,* 1813, versteht:

„Die Glocke Glocke tönt nicht mehr,
Die Mutter hat gefackelt.
Doch welch ein Schrecken hinterher!
Die Glocke kommt gewackelt",

der weiß, daß es hier um Leben und Tod und Seligkeit geht, nämlich um das Wissen von Deiner allbelebenden, alldurchdringenden Seele und ihrem ersten und letzten Existenzbedürfnis, ihrem lebendigen Zusammenhang und Austausch mit Gott dem Allmächtigen, der ja keineswegs so dumm und gleichgültig ist wie diese schulschwänzenden Kinder es nach ihrem kümmerlichen Bilde sich fälschlich ausmalen. Vielleicht wird doch der eine oder andere Leser begreifen, wie ernst und feierlich *Goethes* obige Prophezeiung für die Menschheit genommen werden will.

Eine andere Mahnung unseres großen Dichters lautet:

„Ihm (dem Wasserfall) sinne nach und du begreifst genauer:
Am farbigen Abglanz haben wir das Leben."

Nach diesen allgemeinen Betrachtungen nehmen wir einige Selbstbeobachtungen mit Farben vor und zwar solche, bei denen wir uns zuerst möglichst passiv verhalten. Solche Selbstexperimente, wie wir sie auch in der Homöopathie, in der Wasserkunst, beim Hungern und beim Atmen anstellen können, führen immerfort zu den tiefsten und unerschütterlichen Erkenntnissen, denn was wir am eigenen Leibe *subjectivissime* erfahren haben, das kann uns der gesamte Chorus der Gelehrten und Buchautoritäten nicht nehmen, und wenn der ganze Schnee verbrennt. Wie köstlich naiv klingt es vom alten ewig neuen *Plato* herüber über zweitausend Jahre: „Eigentlich kann der Arzt nur die Krankheiten gut heilen, mit denen er am eigenen Leibe fertig geworden ist." Das könnte ja eine nette Statistik werden, wenn auf einem hohen Kongreß hundert Ophtalmologen zweihundertundein Sehinstrument auf ihren Nasen oder in ihren Taschen tragen.

Sollte man hier den Baum einer verdorrten und entseelten Weltanschauung an seinen Papier-Früchten erkennen? Die subjektiven, seelischen Selbstexperimente mit Farben sind eben so leicht ausgeführt, wie diese Bezeichnung bombastisch klingt. Wir setzen uns mit dem Gesicht in die Sonne und halten uns bunte Glasscheiben vor, in der Größe etwa eines Oktavblattes, und zwar dicht vor die Augen. Statt der zerbrechlichen Glasscheiben benutzen wir vielfach solche aus Cellophan oder Seidenpapier. Die Augen sind dabei ruhig geschlossen. Verklemmung der Lider ist bei Strafe „verschärfter Nervenpunktmassage" wie immer verboten. Wir bewegen die Farbscheibe jetzt ganz so, wie das bei der ersten Elementarübung des Lichtwechsels getan wurde, ganz langsam an der Stirn in die Höhe, so daß das blanke Sonnenlicht auf die Lider fällt, und ebenso wieder herunter. Ebenso auch der Sonne direkt entgegen (sagittal).

Zu jeder dieser Bewegungen brauchen wir 3 oder 6 Sekunden und noch mehr. Häufig wird der Schüler schon bei den ersten Versuchen die Farben bestimmen können, wenn nicht, so darf er entweder durch seinen ganz leise geöffneten Lidspalt feststellen, um welche Farben es sich handelt, oder noch einfacher sagt man es ihm. Die Unterscheidung der Farben wird dadurch erheblich erleichtert, daß man die verschiedenen Hauptfarben — aber in langsamem Wechsel — mit Pausen reinen Sonnenlichtes dazwischen, vor die Augen hält oder halten läßt. Es dauert gar nicht lange, bis der Patient, auch bei geschlossenen Augen die Farben sicher voneinander unterscheiden lernt. Übrigens kann man das auch mit dem Handrücken oder an der Wange sehr bald erlernen. Wir wollen uns jetzt Rechenschaft geben über die von einzelnen Farben hervorgerufenen, aus dem Innern Deiner schwarzen Seele an die Oberfläche heraufgeangelten Gefühle.

Farbencharakter

Grün

Wie fühlt sich grün an? Wann hast Du einmal grün mit ganzer Seele genossen? Nun, etwa wenn Du nach heißem Marsch auf sonnendurchgluteter Landstraße im grünen Waldesdom Erquikkung fandest, oder beim Anblick einer Wiese, noch tropfend vom sommerlichen Regen sonnenbestrahlt in smaragdenem Grün. „Du junges Grün, du frisches Gras"; oder „Die linden Lüfte sind erwacht". Damit das Züngelchen bei dieser Gefühlstabulatur auch zu seinem Rechte kommt: „Kühler Moselwein in grünem Römer." Es kann auch eine „Kalte Ente" sein.

Lebensalter: Jugend, grüner Junge, zukunftsfreudig, geschwellt von Wachstum. Temperatur gemäßigt, kühl, hoch elastisch. Maienzeit.

Rot

Feuersbrunst, rauchendes Blut, glühende Leidenschaft, Ragnarök (Weltuntergang), leidenschaftliche Liebe. Höhe des Lebenskampfes, der Planet Mars, alter Burgunder, der Maler nennt alles Rot die warme Farbe.

Blau

Das Gegenteil von Rot. Für den Maler die kalte Farbe.
Lebensalter: Greise, oder auch winterliche Mondscheinnacht, der ewige Himmel.

Gelb

Dem Sonnenlicht zunächststehend. Den Ruhigen erhebend, den Friedlosen aufreizend.

Auf die einzelnen Definitionen der Farbempfindungen kommt es weniger an, sehr viel aber auf den Farbwechsel. Wir halten es für einen groben Verstoß gegen die alles Leben beherrschende Regel des Wechsels, wenn wir ein Auge durch irgendeine Farbe, sie sei welche sie wolle, erst überreizen und verärgern, dann übermüden und schließlich beides zugleich. Wenn man einem gesunden Menschen von morgens bis abends die Netzhaut mit ein und derselben Brillenfarbe vergewaltigt, so macht man in vier Wochen das beste Auge hochgradig lichtscheu. Die Frage blaue oder graue oder grau-grüne Brillen entspricht ganz den Denkgewohnheiten des Schubkastengehirns. Schon die Fragestellung ist falsch. Prof. *Johannes Orth, Virchows* Nachfolger hatte in Göttingen über der Tür seines Arbeitszimmers einen Spruch von *Francis Bacon* stehen: „Sapiens interrogatio est dimidium scientiae" (Eine weise Fragestellung enthält schon die halbe Antwort in sich). Eine Interrogatio, die aber in lästerlicher Weise zanksüchtig mit dem „Entweder-Oder" operiert, wo ein „Sowohl-als auch" lebensfördernd wirken würde, entspricht leider dieser Denkgewohnheit.

Zweck der Farbenübungen

Der Zweck liegt in unserem deutschen Worte „farbenfreudig"
und „farbenfroh" trefflich gekennzeichnet. Eine schwarzbe-
frackte Herrengesellschaft ist ein böses Zeichen für unsere Un-
kultur. Wie weit haben wir uns entfernt von der naiven Far-
benpracht der Landsknechte und Meistersinger.

Vier Dinge gehören auf Erden zusammen und bilden liebliche
Akkorde: Kleine Kinder, junge Tiere, Blumen und junge Mädchen. Lebendige bunte Blumen haben auf Kinder größere An-
ziehung als silberne Löffel auf die Elster. Wir sind umgeben
von den Herrlichkeiten der Kunst und Natur und beachten sie
so wenig. Was gibt es Schöneres als farbschöne Tapeten und gar
echte Teppiche, bunte Blätter, Blumen und Wolkenzüge? Und
hier können wir die abscheuliche Wirkung des Augenglases einmal festlegen. Bitte betrachte mit einem Auge einen größeren
Farbkarton und halte Dir jetzt eine Brillenlinse oder auch ein
gewöhnliches Fensterglas so vor das Auge, daß Du die eine
Hälfte des Farbenblattes durch das Glas, die andere aber frei
siehst. Dann wird die durch das Glas gesehene Fläche deutlich
als matter, verblichener, vergilbter erscheinen. Jeder Mensch
macht ja auch die Fenster auf, um auf der Straße etwas besser
sehen zu können. Glas läßt viele Strahlenarten nicht durch.
Wenn das schon den Farbengenuß in einem gesunden Auge be-
einträchtigt, wieviel mehr in einem geschwächten, den ganzen
Tag, das ganze Jahr, das ganze Leben hindurch. Die akkumu-
lative Summe dieses Ausfalls ist schauerlich groß und erklärt
vielleicht schon allein für sich betrachtet unsere zunehmende
„Gesichtsblödigkeit".

Von den einzelnen Farbwirkungen seien hier nur wenige angedeutet: Unter grünem Licht heilen Wunden erstaunlich schnell.
Grün ist das richtige Licht eines Krankenzimmers. Unser verehrter alter Schulrat in Thüringen hatte als Student in Jena ein
Auge im Duell verloren, aber mit 75 Jahren erspähte er noch

einen zigarettenrauchenden Primaner auf 1000 Meter. Aus seinem Studierzimmer leuchtete bis zum frühen Morgen seine Studierlampe. Der milde Schattenkegel einer solchen Öllampe (!) beleuchtet nur gerade einen kleinen Kreis auf dem Schreibtisch. Das ganze stille Zimmer ist in wohliges Halbdunkel getaucht, wie bei *Rembrandt*. Nimmt man dagegen die Brutalität von tausend elektrischen Lampen mit je 100 Kerzen, so schämt man sich dieser brutalen Lichtprotzerei und wundert sich wiederum nicht über die zunehmende Augenverschlechterung, die mit dem Trommelfell erschütternden Blechgebrüll sogenannter Tischmusik Hand in Hand geht. Sinnesverrohung, Seelenverrohung, Schluß! Von jeher ist mir die Sterilität unserer optischen Meß-Sucht an den Farben klar geworden. Denn was bedeutet es schon, wenn rot 3 und blau 5 Billionen Schwingungen in der Sekunde hat?

Wir kommen zu verschiedenen Varianten des Farbensehens:

Mit kolorierten Buchstaben auf buntem Hintergrund

Wenn wir solche Karten, wie sie in unserer Handwerksmappe zu finden sind, eine Stunde mit unserer Schulklasse betrachtet haben und vielleicht auch verglichen, welche Farben am weitesten leuchten, und welcher Hintergrund — bei welchen bunten Buchstaben — am schönsten empfunden wird, denn die Schönheit ist bei uns ein wissenschaftlicher Begriff und Lebensgroßmacht allerersten Ranges — dann wirkt die Rückkehr auf die weiße Karte mit ihren schwarzen Totengräberbuchstaben fast physisch abstoßend, als ob man staubige, schlechte Luft einatmet. Dieser deutlich widerwärtige Eindruck wird alsbald gemildert, wenn man mit einem größeren bunten Karton einen Teil der großen Sehtafel abdeckt. Jede in sich schöne Farbe wirkt, wenn sie zu schwarz-weiß hinzutritt, mildernd und wohltuend, am meisten grün, aber auch blau, gelb weniger und — ich bedauere, es sagen zu müssen — rot wirkt roh, unästhetisch, unharmonisch.

Natürlich gibt es so ein Rot und so ein Rot: das schlagende Rot des giftigen Fliegenpilzes und das gedämpfte pompejanische. Zur biologischen Wirkung von rot: Ich zog mir in unserem Seuchenlazarett als einziger die schwarzen Pocken zu im Alter von 48 Jahren. Ich war ohne die leiseste Angst, aß und trank etliche Tage gar nichts, beklebte Zimmer, Tisch, Wände, das Bett mit flammrotem Papier, Fieber sank schnell, Pockennarben verheilten in völlig glatte Haut; nach acht Tagen wieder dienstfähig. Ein anderer Fall vom Gegenteil: Es handelte sich um fortgeschrittene Sehstörung bei Syphilis des Sehnerven. Da alte Syphilis wunderbar mit Sonne zu heilen ist, wendete ich am vierten Tage ganz vorsichtig ein wenig Rotlicht, d. h. Licht durch rotes Glas auf die *geschlossenen* Lider an; die Patientin empfand das nach drei Minuten als unangenehm und wir hatten drei Tage lang zu tun, bis diese flagrant schädliche Wirkung des Rotlichtes in diesem Fall ausbalanciert war und die Genesung wieder fortschritt. Aus England hört man von vielen günstigen Erfolgen der Lichttherapie bei Nervösen und sogar in Irrenanstalten. Die Auswahl und Abwechslung des Lichtes sollte man aber nicht aus uniformen Lehrbuchvorschriften wählen, sondern nach den Angaben und der Reaktion der Kranken. In manchen Sehschulen wird viel Gebrauch gemacht und noch viel mehr Mißbrauch getrieben mit bunten Lichtkästen. Wenn man sich darauf beschränkt, so ist das unzweifelhaft sehr bequem und einträglich für den Anstaltsleiter, ist aber „not my system", wie *Bates* einem solchen Gemütsmenschen, der sich leider Dr. med. nennen durfte, auf seine Reklamebroschüre antwortete.

Die Farbenskala

Auf Pappkartons verschiedener Größe, 30—100 cm lang und eine Spanne breit, haben wir farbige Papierstreifen von etwa 4—5—6 cm Breite aufgeklebt. Diese chromatische Farbentonleiter bewegt sich in 6 oder 10 oder 20 Stufen allmählich vom vollen Schwarz über violett und blau zu grün, rot, gelb bis zu weiß. Wir üben jetzt folgendes: Nehmen wir an, das Farbband in der Mitte vom mittelhellen Grün hat über sich ein helleres Grün, etwa Meergrün, und unter sich ein dunkles Moosgrün. Dann wird nach einiger Übung unser Streifen in drei Farbschichten zerfallen; da wo er anstößt nach oben an das lichte Grün, wird er verdunkeln und umgekehrt nach unten, wo der Nachbarstreifen viel dunkler ist, wird unser Streifen eine hellgrüne Schicht entwickeln. So wird ein jeder Streifen, da wo er gegen helleres stößt dunkler, und da wo er gegen dunkleres stößt, heller werden. Eine vortreffliche Gelegenheit, um namentlich weiblichen Wesen klar zu machen, was „relativ" bedeutet, denn lustigerweise sträubt sich diese subjektivste Menschenart heftig dagegen, daß sie von Haus aus Meisterinnen der Relativität sind. Lassen Sie uns das ein wenig genauer besprechen: Wenn ich als ungefähr normalhäutiger Mitteleuropäer zwischen zwei lichtblonde Schwedinnen trete, dann wirke ich wie ein Süditaliener, tiefdunkel, wenn ich aber zwischen zwei Neger trete, wirke ich wie ein blonder Lichtengel. Bin ich nun dunkel oder hell? Oder noch deutlicher: Paß mal auf, du kleines Mädel: Ist Dein Dackel groß oder klein? Der Dackel ist klein! Neben einer Maus wäre er doch schon recht groß. Aber gegen Dich ist er allerdings klein. Wenn das kleine Pussel den Dackel klein nennt, so hat sie ihn sehr richtig auf den einzigen Nachbarn bezogen, den sie von allen Dingen der Welt immer zur Hand hat, nämlich auf sich selbst. Es ist also eigentlich unsinnig, ein Ding groß oder klein, frei oder gebunden zu nennen, wenn man nicht sagt groß — verglichen — womit, oder frei — wovon und wozu.

Diese Relativitätsstudie erregt bei unseren weiblichen Klubmitgliedern stets heftigen Widerspruch. Ist also nötig.

Erinnern wir uns jetzt der Übung mit dem „Zauberpfennig" aus dem Konzentrationskapitel, so erscheint er uns jetzt in diesem Zusammenhang nur als ein Sonderfall, in dem wir aus dem matteren Schwarz einen schwärzeren Kreis herausheben lernten. Zu dieser Differenzierung eignen sich gefärbte Flächen besonders gut. Wenn diese kein Muster haben, dann sieht unser Auge geradezu Muster in die einheitliche Fläche hinein. Nicht als ob nun gleich schottisch-karierte Plaids darauf erschienen, sondern ganz fein marmorierte, gleitende konturlose Unterschiede. Je länger wir aber auf größere Blattflächen sehen, die keinen sehr ausgesprochenen Farbwert haben, also ein ganz stumpfes Graublau oder Graugrün, oder ausgebleichtes Violett, um so lebhafter treten daraus diese wolkenartigen in sich wachsenden Nebelgebilde hervor und ziehen wie Wolken vorwärts.

Prismatische Farben

Sie werden am schönsten erzeugt, indem man Sonnenstrahlen durch einen Ritz im Fensterladen in das dunkle Zimmer eintreten läßt. Die Herrlichkeit dieser Strahlen, wenn sie durch ein Prisma gebrochen werden, hat ihresgleichen nicht auf Erden. Sie bringen in dem Auge, sofern es noch mit dem Seelenauge Verbindung hat, einen in Worten nicht auszusprechenden Jubel hervor. Der wird ja wohl heilen, wie der Regenbogen als Himmelsbrücke.

Farbenempfindung bei Kurzsichtigen

Bisweilen ist es auffallend, wie kurzsichtige Augen gewisse Farben in bestimmter Entfernung wahrnehmen oder nicht wahrnehmen. Natürlich kommt es dabei auf die Größe der Farbfläche unnd auf die Intensität der Beleuchtung an. Aber wir erlebten doch auch wieder bei Leuten mit nur $1/100$ Sehleistung nach abgelaufener Opticus-Entzündung, daß ihnen blau in Größe eines

Viertelquadratmeters auf einen halben Meter nahegebracht, geradezu einen schlagartigen Schmerz im Auge versetzte, während ihnen ein kräftiges Rot unter denselben Bedingungen anfangs nur als nichtssagendes Grau imponierte.

Eine gute Schärfung des Farbensehens

erzielen wir auch, wenn wir vielerlei lebhaft gefärbte Gegenstände, Kugeln, Hornblättchen, Seidenfäden nach ihrer Farbenintensität sortieren lassen. Ein hübsches Farbenspiel ist auch das allen Kindern bekannte „Ich sehe was, was Du nicht siehst, es hat eine braune, rote, gelbe Farbe". Hier muß der Suchende sich eine möglichst lebhafte Vorstellung von der verlangten Farbe machen und dann solange mit den Augen herumsuchen, bis diese Vorstellung auf ihresgleichen trifft. Oder Arten von Suchen, z. B. streut man eine bekannte Anzahl kleiner grauer Steinchen auf einen grauen Grund, etwa Asphalt und sucht die verlorenen Steinchen alle wieder auf; oder das Suchen von Pilzen, vierblättrigen Kleeblättern und dergleichen.

XI. Kapitel

DAS ERKENNENDE SEHEN

Die funktionelle Übungstherapie des Gehirns

1. Physiologie und erkennende Übungen

Jede der bisher beschriebenen Übungen zielt letztlich auf das geistige bewußte Sehen hin. Wir überblicken von diesem Standpunkt aus unser ganzes System und fassen es unter ihm einheitlich zusammen. Überall wird der geistige Sinn beim Sehen sich als höchstes Ziel herausstellen. Wir steigen vom Auge hinauf ins *Cerebrum* und treiben cerebrale Therapie.

1. Beim Palmieren. Durch die Ruhe und Entspannung stellen wir die Urbedingung: Ansicht—Einsicht, die Verbindung Auge —Hirn wieder her, deshalb palmiert der Mensch bei intensivem Nachdenken mit der Hand vor den Augen, das jetzt störende Außenlicht abschirmend; er schließt die Türen und zieht sich ganz in sein Hirnkämmerlein zurück.

2. Beim Lichtwechsel werden Retina und Iris lichtbeweglich gemacht für feineren Empfang und Weitergabe nach oben.

3. Die Bewegungsübungen taten das Gleiche für das ganze Auge und fügten immer neue Bilder dem Hirn zu.

4. Das Leiern verschärfte die „Grenzen", das begriffliche Klardenken, die Begriffsbildung.

5. Die Konzentration gewährleistet die Denkenergie, aber auch die Empfindungstiefe.

6. Miniaturen und Rotation führen zu verdeutlichtem Bewußtsein von Seh-Empfindungen.

7. Die Farben liefern zunächst den seelischen Rohstoff des optischen Denkens, sodann ein Bewußtwerden, Beobachten, Vergleichen und Genießen dieser elementaren Empfindungen.

8. Durch Lidschlag und Entspannung der Gesichtsmuskeln wird in Augen und Hirn das Starren und Verspannen gemildert.

9. Die unterstützenden Methoden zielen ebenfalls alle auf diesen Punkt, sie kräftigen mit dem gesamten Körper auch Hirn und Auge.

Alle diese Ergebnisse fassen wir jetzt zusammen als:

10. *Gelockerter Blick.* Den lockeren Blick hat also das Auge, wenn es mühelos seine Seh-Aufgabe erfüllt — und die lichten Momente dauernd aufrecht erhält, die es anfangs nur für Sekunden und mühsam mit Hilfe der Seh-Übungen herbeigeführt hatte. Der lockere Blick ist charakterisiert durch freudevollen, lichten Ausdruck, als ein „schönes" Auge. Er vereint, als ein rechter Meister, die entgegengesetzten Eigenschaften: Ausdauer mit Schnelligkeit, Feinheit der Empfindung mit großer Widerstandskraft gegen starkes Licht, schnelle Apperzeption und schnelles Ablöschen, feinste Farbenflächenempfindung mit schärfsten Grenzlinien, hohe Konzentration und weich-umfassenden Blick, lebendige frohe Beweglichkeit und stilles beharrendes Versenken; freudige Aufmerksamkeit mit Lux-scharfem Beobachten; gleiche Schärfe zu gleicher Zeit auf Nahes und Fernes; genaues Bewußtwerden feinster Empfindungen; hungriges Eintrinken und strahlender Feuerblick. Der gelockerte Blick vereint also in sich alle Tugenden, Künste und Leistungen, die wir bisher einzeln ausübten und darstellten.

Ihm verwandt ist der genau einregulierte konzentrische Blick. Nach *Bates* sieht jedes sehgestörte Auge exzentrisch, internes Schielen; justieren nennt der Techniker das genaue Einpassen einer Lagerwelle in die Lagerschalen.

Zeugnis eines holländischen Patienten dafür:

Ein Richter in Amsterdam veröffentlichte 1938 über diesen Punkt seine eigene Erfahrung. Jahrzehntelang an erheblichen Sehstörungen leidend, die seine Augenärzte weder erklären noch bessern konnten, versuchte er es lange mit den Seh-Übungen ohne rechten Erfolg, bis ihm unsere Zielübungen, die er auf eigene Faust nach Kapitel 6 des „Leitfadens" vornahm — ohne jede persönliche Verbindung mit der Wiesbadener Sehschule — alsbald volle und dauernde Befreiung von allen Störungen brachten. Wer sauber mit dem Achsenstrahl in das Zentrum der Makula lutea zielt, der schießt denn auch draußen ins Zentrum. Eigentlich ist das eine Tautologie, aber zu einfach um „wissenschaftlich" wahr zu sein.

Von erkennenden Augenübungen gibt es nicht sehr viele. Wir bringen nur solche, die sich als besonders nützlich und lehrreich erwiesen haben.

Beobachten beim Gehen

Wir begegnen einer unserer Sehschülerinnen auf der Straße. Wir berührten sie fast im Vorübergehen. Sie hat uns nicht gesehen. Wenn wir sie aber bei der nächsten Gelegenheit schon auf etliche Schritte begrüßen und anrufen, dann wird sie uns erkennen, voller Staunen. Wir hatten ihre Aufmerksamkeit erregt. Der Kurzsichtige, besonders wenn er ohne Brille geht, ist ein miserabler Beobachter. Nicht, daß sein Gesichtsfeld immer stark eingeengt ist, er nimmt sich einfach nicht die Mühe zu sehen. „Es hilft ja doch nichts", flüstert ihm der unsichtbare Begleiter von links in das Ohr. Wozu also all die vergebliche Mühe? Aber von rechts, der gute Geist unserer Sehschule, ermuntert ihn: „Versuche es doch wenigstens, laß doch die Augen wandern. Benutze sie, so gut es geht. Öffne doch Deine Seele für alles, was um Dich herum vorgeht."

*Jeder Mensch sitzt im Innern einer großen Glasglocke. Sie
kann einen oder fünf oder zehn Meter im Durchmesser halten,
die Wände der Glocke sind zwar unsichtbar, aber hart wie Panzerplatten. Alle unsere Gedanken und Interessen, die wir aus
unserem Innern heraussenden, treffen auf diese Panzerplatte,
und werden strahlen- und wellenartig wieder auf uns zurück-
geworfen. Das Bild eines ich-bezogenen, egozentrischen
Menschen.*

> *„Bei vollkommnen äuß'ren Sinnen,
> wohnen Finsternisse drinnen",*

*hörst Du den Posaunenklang, so erschütternd wie das Dies irae?
Im Verlauf des Lebens aber können Deine Panzerplatten der
Dummheit Löcher, Poren bekommen; durch sie kann der arme
Zuchthäusler da drinnen mit der Außenwelt und seinen Mitmen-
schen verkehren, durch Auge, Ohr, Haut und Herz. Aus dem
Herzen strömen die Wellen des Mitleides durch Deine Panzerplatten, und durch die des Herrn Nachbarn (Deines jeweiligen
Nächsten), in dessen Innerstes hinein und von ihm zu Dir zurück. Die heilige Acht der Gegenseitigkeit, Menschenliebe und
Vernunft schließt sich in tausend Fällen. Fluch über die Seelen-
verderber, die, selber Seelenkrüppel, es nicht betätigen wollen
und können, und es verwechseln (im niedrigsten Sinne) mit sen-
timentaler Rührseligkeit. Ohne rechtes Mitleid sinken wir weit
unter das Tier. Wenn das Bild einer leuchtenden Blume auf unsere Netzhaut und in unsere Seele fällt, so ist das ganz bestimmt ein Vorgang des Mitfühlens, von Mitleid ebenso wie von
Mitfreud', von passivem ebenso wie von aktivem. Ein Vorgang
von Gegenseitigkeit, auf welchem bekanntlich jedes moralische
Verhältnis beruht — eine Gegenseitigkeit zwischen Seh-Objekt
draußen und dem subjektiven, geistigen Seh-Bild drinnen.*

Also das Sehen, d. h. das richtige, schöne, erkenntnisgebärende
Sehen ist gewissermaßen ein moralischer Vorgang! Solch ein Satz
ist ein Ärgernis für das entseelte Denken der Buchstabengehirne.

Der beseelten Weltanschauung ist es sehr wohl möglich, solches zu denken, ja sogar ein selbstverständliches Denkerfordernis. Der beseelten Weltanschauung ist das Leben etwas Göttliches, und das Sonnenlicht erst recht. Und das Sehen ist ein Empfangen und Zurückgeben von leuchtender Weltenkraft.

Bedeutend und bedeutungsvoll war eines der vielsagenden Worte des alten *Goethe.* So lange ich nicht weiß, was ein Ding bedeutet, kann ich es nicht verstehen, weder seinen Zweck noch seine Herkunft. Wenn Du nicht weißt, wozu man eine Taschenuhr gebraucht, dann begreifst Du sie nicht. Deine Vernunft als Zweckdeuterin funktioniert dann ihr gegenüber nicht. Wenn Du nicht weißt, wozu Du da bist, Du, Dein Volk, die Erde, das Weltall, so bleibt es Dir sinnlos und Du vernunftlos. Vernunft ohne Zwecke und ihre Deutung gibt es nicht. Wenn *Kant* sein „Verbot" zurecht erlassen hat, daß man in der Naturwissenschaft „unmöglich" von Zwecken reden könnte oder dürfte, und *Goethe* in einer sehr schwachen Stunde das nachgesprochen hat, so hat entweder *Kant* recht, und die Natur ist zwecklos, sinnlos, vernunftlos, ein schlechter Witz der Schöpfung, den sie besser unterlassen hätte: oder, was ja am Ende auch noch möglich wäre, der Professor hätte sich geirrt. Zweck *haben* tut sie vielleicht wirklich nicht, aber jetzt kommt Hans Adam und *gibt* der Natur und sich selbst Zwecke, das wäre dann ein Erwachen der Vernunft.

Auf unsere kleinen Seh-Übungen bezogen, heißt das sehr einfach: Mein Sohn, verstehst Du auch, was Du da siehst? was es bedeutet? Die Bedeutung, der Zweck eines Dinges hat mit der optischen Wissenschaft zunächst einmal gar nichts zu tun, am wenigsten aber die menschliche Zwecksetzung und Wertbestimmung.

Er kann seinem geistigen Gehalt nach dreierlei Charakter haben:

1. den geistlosen Charakter, höflicher auf griechisch *myop;* „blöden Angesichts" im mittelalterlichen Deutsch.
2. Der Blick des Menschen kann sein fragend, forschend, suchend. Der Geist ist erwacht, aber noch nicht im Ziel.
3. Verstehend, aufleuchtend, gütig, humorvoll.

Wir brauchten zu diesem Zwecke ja nichts weiter zu tun, als aus nicht erkennbaren Bildern klar erkennbare zu entwickeln. Entwickeln, jawohl, wie der Photograph seine Platten entwickelt und die Unterschiede zwischen hell und dunkel heraustreten läßt. Das haben wir im Verfolg unseres Lehrganges jeden Tag gemacht, z. B. beim Leiern, sei es mehr ästhetisch, mit schönfarbigen Postkarten, oder mehr intellektuell, mit Buchstaben. Immerfort vollzog sich hier ein Spiel, ein Hin und Her, ein Mehr oder Weniger von deutlicher-werden und wieder verschwommen-werden. Am bewegten Objekt ist die Verdeutlichung am eindrucksvollsten, weil der Entfernungswechsel hier mitspricht. Lassen wir in den verschiedenen Fern-Nah Übungen den Blick von 20 cm auf 20 m oder 2 Milliarden herausfliegen und holen ihn wieder heim, so wird auch hier eine gleitende Skala von Deutlichkeit beobachtet und eingeübt werden.

Meditieren

Wir sitzen etwa am Fenster und schauen sinnend in die Gegend, oder an den Himmel. Mit der Brille ist das unausführbar, denn zu diesem sinnenden Betrachten gehört ein gleichmäßiges Öffnen der Augen, namentlich des Gesichtsfeldes, das nicht von außen bestimmt ist, sondern die Projektion des inneren, des

Seelen-Auges ist. Das Wesen der Linse besteht aber darin, diese ruhigen Strahlen in einem Fokus zu verdichten, die Harmonie zusammenzudrücken, zu Gunsten eines gesteigerten Effektes im zentralen Sehfeld. Einige Schüler haben solchen Blick wohl bezeichnet mit Minne oder träumerisch. Diese Pressung des Blickes müssen wir hier vermeiden. Wenn man das Glück hat, dergleichen öfter zu tun am Waldesrand oder in einem Schrebergärtchen, dann wird die gesehene Landschaft in vielen Einzelheiten ihr Wesen leise ändern. Es beginnt ein Hin- und Herweben zwischen der Wiese und den Wolken draußen und dem Innern Deiner Seele, die sich jetzt fühlbar anfüllt mit Bildern aus Vergangenheit und Zukunft.

Ohne uns im mindesten in krankhafte Übertreibungen zu verlieren: In solcher Feierabendstunde lernen wir bald fühlen, wie die Seele sich weitet, wie sie heraustritt aus dem kieselharten Panzer des Alltags. Ein zaubervolles Ausruhen, Erholen, Atemholen der innersten Seele als unbedingt nötiger Ausgleich von dem stetigen Druck der Verstandes-Tyrannei des Lesens und gleichgültiger Lehren, von leerer Buchstabenschwärze. Unsere Väter kannten noch die Dämmerstunde; wenn wir am verdämmernden Winternachmittag zusammensaßen und die Mutter fragte: „Kinder, soll das Mädchen jetzt nicht die Lampen hereinbringen?" Dann meinten wir wohl: „Ach, lieber noch nicht, es ist so gemütlich und behaglich jetzt, die Dämmerstunde, wenn der Tag verklungen, und die Nacht noch nicht da ist." Das ist uns verlorengegangen, und damit eine wertvolle Stunde der Einkehr, des Friedens, des Zusammenseins, der Befreiung von der Fron der Tagesmühle.

Statt dessen heute, während des Lesens, ohne von der Zeile wegzublicken, ist, knips, das elektrische Licht angedreht. Auch eine Kultur. Wohl erhellt das elektrische Licht die Dunkelheit wunderbar, aber wie viel unsinnigen Gebrauch, Mißbrauch treiben wir damit.

Manchmal sind in diesen Blättern scharfe Worte gegen die Meßsucht gefallen. Sie kann allerdings geistfeindlich entarten, wenn die Zählsucht für die ganze Wissenschaft zum Angelpunkt gemacht wird. Im Reich der toten Mechanik ist höchste Präzision am Platze. Ganz etwas anderes ist die Meßkunst, die die harte Zahl in harmonische Verhältnisse verklärt und relativiert. Namentlich gilt das vom Augenmaß, einer Art von optischem-seelischem Taktgefühl, ähnlich wie man viel von Fingerspitzengefühl spricht, wahrscheinlich, weil diese Gottesgabe immer seltener wird. Das Augenmaß kann zuerst in der Ruhe geübt werden, als Taxieren von Entfernungen, Größe von Gebäuden und dergleichen. Noch schöner, wenn der Beobachter sich selbst bewegt, auch schnell bewegt auf Rad und Auto. Die dazu erforderliche Schnelligkeit und Entschlußkraft steht oft in erstaunlichem Mißverhältnis zu der Reichweite des Auges. Die Schnelligkeit der Augen hierbei oder auch bei Betrachtung eines raschen Vogelfluges trägt zum guten Sehen viel bei, namentlich wenn vorher das verlangsamte Sehen gründlich geübt worden ist.

Übung und Steigerung der Phantasie am sichtbaren Objekt

Wir fordern den Schüler auf, einen Buchstaben zu beobachten, den er nicht mehr als Buchstaben erkennen kann. Vielleicht auf 3 Meter den letzten Buchstaben der dritten Zeile, der also nur noch als völlig verwaschene schwarze Wolke erscheint. Nun haben wir alle einmal gelegentlich Wolkenformen angeschaut und zu irgendwelchen Figuren ergänzt und umgedeutet. So wie Hamlet seinen Spaß mit dem Kammerherrn treibt.

Der Schüler wird aufgefordert, aus diesem schwarzen Fleck irgendeinen Buchstaben zu gestalten und gefragt, welcher es vielleicht sein könnte — etwa ein P oder ein H. Dazu haben wir die großen lateinischen Buchstaben unserer Sehkarten in vier Klassen geteilt, in die ganz runden, die Rechtecker, die Spitzwinkler und die Gemischten. Man sagt dem Schüler nicht gleich den Namen dieses Buchstabens — es ist nämlich ein P — sondern wir *verlängern* künstlich den Moment des Ratens, des *halben* Erkennens, und fragen ihn etwa: Könnte dieser Buchstabe vielleicht ein I sein? Nein, dazu ist er zu dick. — Könnte es ein runder Geselle sein? — Nein, dazu ist er zu unregelmäßig. — Könnte es ein Rechtecker sein? — Auch nicht recht, so bleibt wohl übrig, einer aus der Klasse der gemischten Buchstaben? Jetzt schreibe ich Dir den Buchstaben, entweder für das Ohr mit Worten oder für Deine Haut, paß auf, ich schreibe ihn Dir jetzt auf Deinen Rücken, einen Fuß lang. Hier, was fühlst Du? Einen langen senkrechten Strich. Und jetzt? Einen Halbkreis, rechts oben anstoßend. Was ist das für ein Buchstabe? Ein P. Sehr richtig. Öffne die Augen — und schwupp, ist das P erkannt. Nicht gleich beim erstenmal, aber beim dritten- oder zehntenmal.

Wir haben also hier mit List einen ganz kontinuierlichen Übergang geschaffen von der undeutlichen Wolke zu einem erkennbaren Buchstaben, indem wir das dem Schüler natürlich wohlbekannte Bild des Buchstabens P in seinem Geist hervorbrachten als Erinnerung plus Vorstellungsakt. Dieses im Kopfe stehende Bild wurde wie bei einer Laterna magica hinausprojiziert auf die verschwommene Wolke, die sich schneller oder langsamer nunmehr zu der geistgeborenen Form abklärte. Denn was ist Geist? Is, qui format, der Alles-formende. So schalten wir kunstgerecht die hohe Macht der Phantasie in den Seh-Akt ein. Das ist das Gegenteil von Hypnose!

Spielart der vorigen Übung: Autonummern

Sechzig Meter vor unseren Fenstern befindet sich ein Autostand. Die Wagen stehen so, daß wir ihre Nummernschilder gut betrachten können. Angenommen, der Schüler sieht zwar das weiße Schild, auch einige schwarze Zeichen darauf, er kann sie aber nicht lesen. Ich male ihm etwa die letzte Ziffer rechts auf den Rücken, sehr oft erkennt er sie nun; sehr einfach, erwidert Hans Taps, das beweist noch lange keine Sehverbesserung. Er könnte es mit verbundenen Augen wahrscheinlich genau so gut. Wenn aber der Knabe nun nicht bloß die 6 erkennt, sondern fröhlich sagt: Au, jetzt habe ich einen lichten Moment, und er liest alle Zahlen des Nummernschildes der Reihe nach, selbstverständlich auf einem ihm vollkommen unbekannten Auto, was ist denn das für ein „Selbstbetrug", verehrter Herr Widersacher? Oder sollte der Knabe vielleicht im geheimen sich im Gedankenlesen ausgebildet und die Ziffern aus meinem Gehirn abgelesen haben, wo sie ja von mir klar erkannt stehen? Es ist eine altbekannte Erscheinung bei uns, daß, wenn es gelingt, durch irgendeinen unserer vielen Tricks einen einzigen Buchstaben einer Zeile zu lesen, dann nicht nur die Buchstaben dieser Zeile, sondern auch oft die der nächstkleinen klar gesehen werden.

Wer die lichten Momente nicht hervorzubringen gelernt hat, kann darüber zwar sehr gelehrte Worte tönen, aber er bleibt über die Kunst in viel tieferer Unwissenheit und Unfähigkeit, als der gelähmte Zuschauer dem Reckturner gegenüber. Die Turnbewegung kann er freilich sehen, aber die Mehrbewegung der Sehstäbchen und der geistigen Konzentration entziehen sich ihm und seinem Ultra-Mikroskop unbarmherzig.

Der schwarze Punkt

In den meisten Seh-Schulen, soweit sie sich überhaupt mit dem Seh-Unterricht ernstlich befassen, wird viel geredet über den schwarzen Punkt, als ob dieser ein Eckstein des ganzen Schulplanes wäre, ohne den der Schüler gar nichts Gutes erreichen könnte. Das ist nun weit übertrieben. Allerdings hat *Bates* auf ihn Gewicht gelegt. Aber in der Mehrzahl unserer Fälle haben wir einen guten oder auch vollen Erfolg gehabt, ohne uns lange mit dem schwarzen Punkt aufzuhalten. Manche Kur in anderen Sehschulen bleibt erfolglos, weil die Schüler in diese Überschätzung des schwarzen Punktes hineingesteigert werden. Was ist der schwarze Punkt? Beim Palmieren fühlt das Auge gewöhnlich bald wohlige tiefschwarze Nacht. Jede Abweichung davon — etwa als Farbtönung nach gelb, grün, rot, blau hin, jedes Erscheinen von farbigen Figuren, Linien, Zacken, Schlangen, Flecken, Punkten bedeutet, daß der nervöse Apparat, also die Netzhaut zusamt ihrem großen Kabel, dem Sehnerv, in irgendeiner Weise gereizt ist, es sei zu viel, zu wenig, oder, in den allermeisten Fällen, beides zugleich, denn wenn eine zweiarmige Waage schief steht, so tut sie es ja mit beiden Armen, sowohl nach oben, wie nach unten. Je weniger man von diesen Unregelmäßigkeiten Aufhebens macht, um so eher wird man den Patienten beruhigen und die leichten Lichtreizungen zum Verschwinden bringen. Die Beschwerden zu verkleinern (bagatellisieren), ist einer der schönsten Kunstgriffe in aller Seelenheilung. Optisch dargestellt durch den verkehrt gehaltenen Operngucker. Es geht hier ähnlich wie mit dem Schlaf. Je mehr man ihn ängstlich und ungeduldig herbeisehnt, je mehr man an ihn denkt, um so weiter entfernt er sich von uns. Nichts törichter z. B. als der Rat, bis Tausend zu zählen, denn bei jeder Zahl wird man wieder denken: „Na, kommst du denn noch nicht", und bei 1000 angelangt, wird die kurze Wut in einem aufsteigen und den Schlaf mit Stockschlägen vertreiben. Das Geheimnis des Schlafes besteht darin, eine kleine Weile nicht an ihn zu denken. Wer aber kann seine Gedanken steuern? Niemand, außer dem, der es gelernt hat. Man braucht nur die Aufmerksamkeit vom Schlafe wegzulenken auf eine andere angenehme, ruhevolle Tätigkeit. Keine in der Welt kann sich vergleichen mit einer völlig mühelosen Atmung, die man freilich gelernt haben muß. Führt man diese aber richtig aus, so ist man nach dem zweiten Atemzuge weg und bleibt weg, bis man nach acht Stunden am anderen Morgen wie neugeboren erwacht. So machen wir es auch beim Palmieren. Wir vergessen die Augen einmal ganz, drehen ihnen „den Rücken" und beschäftigen uns ein wenig mit der königlichen Kunst, die noch wichtiger ist als die Sehkunst, mit der Edelatmung. Auf diese Weise bringen wir jede Klasse in einigen Tagen zum „Schwarzsehen". Hier, wie so oft, wären viele Worte nur von Übel. Das gilt allerdings nur von solchen Patienten, wie sie in unsere Behandlung kommen; bei akut schmerzhaften Zuständen würde beim gewöhnlichen Mitteleuropäer die Atemkunst nicht ausreichen zur Heilung.

Wenn nun zu diesem wohligen Fühlen des Sammetschwarz unsere obige Übung des Zauberpfennigs hinzutritt, dann läßt es sich allerdings unschwer erreichen, diese Nacht so zu verdichten, wie den „Zauberpfennig" bei offenem Auge. Bei zunehmender Konzentration gelingt es, diesen Zauberpfennig oder schwarzen Fleck immer mehr zu verengen, zu kondensieren, bis er schließlich fast ohne räumliche Ausdehnung wird. Wir erreichen das sehr viel einfacher, wenn wir einen Kreis vielleicht von 5 cm auf einem weißen Blatt solange entfernen, bis er an der Grenze der Sichtbarkeit anlangt. Hier verkleinern wir also den schwarzen Kreis durch die Entfernung auf einen Punkt, gerade so wie wir ihn wieder vergrößern und verdeutlichen, wenn wir ihn wiederum annähern. Wir lernen also die Verkleinerung des schwarzen Fleckes mit offenem Auge im Sichtbaren und brauchen uns nun beim geschlossenen Auge nur ein wenig an diesen Vorgang zu erinnern, um ihn gerade so im geschlossenen Auge willkürlich hervorzurufen (Imaginierter Leierkasten bei geschlossenem Auge).

Bates weiß von dem schwarzen Punkt „gâr wuônders vil zu sagen": von Patienten, denen er mit glühenden Eisen sonst äußerst schmerzhafte Operationen im Auge ausführen mußte, ohne daß die Patienten irgendwelchen Schmerz empfanden, — oder von bösartigen fast meningitischen Kopfschmerzen, die als-

156

bald weggezaubert wurden. Mag sein. Mir ist eine Äthernarkose oder eine *Schleich'sche* Anästhesie zuverlässiger.

Der Wahrheit gemäß muß ich allerdings berichten, daß eine unserer erfolgreichsten Lehrerinnen ganz nach *Bates'* Vorschlag das imaginierte Anschauen des schwarzen Punktes seit Jahren dazu benutzt, um in ihrem Gedächtnis Namen und Nummern alsbald ausfindig zu machen. Aber von dem Gebrauchswert des schwarzen Pünktchens hat sie mich doch nicht recht überzeugen können, denn sie hatte schon vorher ein ausgezeichnetes Gedächtnis.

Zusammenfassend: Der schwarze Punkt als Lohn richtiger Entspannung beim Palmieren und müheloser Konzentration ist zweifellos ein nützliches Kunststück. Nötig ist er nicht. Wichtiger bleibt das richtige, tiefe Erfühlen der sammetschwarzen Nacht beim Palmieren. Hier stecken allerdings tiefe Dinge. *Aeschylos,* der größte Bühnendichter der Menschheit, hebt in der „Orestie" an: „Die Nacht, die ewige Mutter Nacht, die sich das Licht gebar." Dieser ewigen Nacht, die aber erfüllt ist mit allen künftigen Welten und Möglichkeiten, die gebiert aus sich heraus die ewige Sonne, die also auch ihren Anfang und ihr Ende hat. Die Mutter dieser Welt, die wir so leichthin „ewig" nennen, ist diese Nacht, erhaben über die Sonne: *Nirvana, Deus absconditus.*

Auch als „fruchtbare Pause" will die künstliche Nacht des Auges hoch gewertet werden.

Das Beobachten bekannter Gegenstände

Einer der vielen Lehrer, deren ich in Verehrung gedenke, war der Mathematiklehrer unseres Gymnasiums. Von ihm habe ich die gute alte Reiterregel auch für Geistiges gelernt: Langsam aus dem Stall, langsam in den Stall zurück, draußen: vorwärts, was das Riemzeug hält. So ging er in der Mathematikstunde mit uns vor; zuerst langsam und ruhig. So kondensierten sich schließlich sogar die sonst gefürchteten mathematischen Formeln heraus, ohne die es für den praktischen Gebrauch nicht abgeht. Immer ging es langsam vom *Wohlbekannten* einen kleinen Schritt weiter zur nächsten Stufe. Auch hier wurde wieder gewartet, bis der Zement sich abgebunden hatte. So dauerte es gar nicht lange, bis eine Pyramide aufgewachsen war, die heute nach 50 Jahren genau so sicher und klar in meinem Kopfe steht wie damals. Der große Grundsatz z. B. in *August Hermann Francke's* Pädagogik: vom Nahen zum Fernen, vom Bekannten zum Unbekannten, vom Konkreten zum Abstrakten.

Ein anderer wunderbarer Denklehrer, *Schopenhauer*, verdichtet diesen Grundsatz des Zusammenhanges in das unvergeßliche Bild vom Bergsteiger, der herunterkommt auf die Ebene des Geführten, sich hier anseilt und ihn nun, auf Tod und Leben treu verbunden, durch alle Grausen der Abgründe zur überirdischen Höhe heraufgeleitet.

Wie wird diese goldene Regel des Unterrichtes und der Erziehung in unserer Sehschule in Anwendung gebracht?

Eigentlich bei jeder Gelegenheit. Ist sie doch nichts anderes als das ewige *Leibniz'sche* Gesetz der Kontinuität, des Zusammenhangs, der Kurven. Wenn wir Licht wechseln, gehen wir langsam aus dem Schatten in das Licht und ebenso zurück. Wenn wir Richtung wechseln, beim Zielen, lernen wir mit unseren Augen *gleiten,* obwohl die anatomische Anordnung unserer äußeren Augenmuskeln eigentlich zu stoßweiser Betätigung verleitet. Wenn wir Entfernung wechseln, so gleiten wir kontinuierlich aus der Weite zur Nähe, von der Nähe in die Weite. Allmählich wurde das Tempo des Wechsels verändert. Verlangsamt zum Adagio und beschleunigt zum Allegro con brio.

Andere Übungen dieses Gedankens: Nehmen wir an, der Schüler sitzt 2 m vor der großen weißen Tafel und kann etwa noch die dritte Zeile sehen, die eigentlich normal auf 20 m gelesen werden soll. Er hat also etwa ein Zehntel der normalen Leistung. Es wäre nun ein grober Fehler, diesem Auge gleich die letzten kleinsten Zeilen der Tafel zuzumuten, sondern der Schüler wird sich bis auf weiteres nur mit dieser seiner *jetzigen* „Endzeile" beschäftigen, durch allerlei Kunststücke unseres Programms: Schaukeln, Wischen, Blinzeln, Umkreisen, Abzählen, Kontrastieren, wie er will. Natürlich wird bald die dritte Zeile klarer und klarer. Wir haben ja Zeit und noch viel mehr Geduld. Hat das Auge es nun erreicht *völlig mühelos* und fröhlich diese Buchstaben zu beherrschen, ohne Fehlanstrengungen, ohne Klemmen, dann, aber auch *erst* dann, wird es genau wie ein Kind in gleicher Lage unwillkürlich dazu übergehen, es nun auch mit der nächsten Zeile zu versuchen. Dieses Vorwärtsdrängen des Lebens von innen heraus macht die ganze Entwicklungsweisheit von *Darwin* und *Huxley* zuschanden. Die Ausrottung der Untauglichen hat noch niemals einen anderen höher entwickelt.

Je ruhiger wir also auf unserer dritten Zeile uns amüsieren, um so mehr sammeln wir in der leichten Spielbewegung Kräfte an bis zum Überfluß. Dieser Überfluß ist die unweigerliche Vorbedingung jeder höheren Bildung, Kultur und jedes Seelenadels. In der Arztsprache ist Gesundheit und Kraft ein „Luxurians". Je länger wir warten, um so sicherer tritt dieser innere Überfluß ein und drängt zu neuen Taten nach vorn, so wie der Hengst im Übermut guten Hafers an den Zügel geht. Ein solches Auge wird nun auch spielend die vierte Zeile leisten. Und auch hier muß der Hengst wieder zurückgehalten werden, daß er nicht zu früh vor das nächste Hindernis rennt. Dieses verhaltene Tempo ist ein Grundsatz in der Reitkunst, dieses wunderbaren Rittersportes. Je besser wir in jeder Schulstunde das bisherige Pensum beherrschen, um so leichter und schöner wird der Fortschritt heute werden. Unvergeßlich war hierin der Heidelberger Professor *Kuno Fischer.* Da stand er auf dem Katheder des Auditorium maximum, unermüdlich seinen Hausknochen mit spitzen Fingern drehend (La rotatione?) und wiederholte im Fluge das ganze Kolleg des Semesters, es schrittweise genauer nehmend, je mehr er sich dem heutigen Pensum annäherte und zum Schluß wiederum in abnehmender Vergrößerung den weiteren Fortgang des Kollegs in leisen konzentrischen Linien hinlegend.

Wir können die Regel „vom Bekannten zum Unbekannten" gar nicht wichtig genug nehmen. Regelmäßig nehmen Schüler und auch Kritiker unserer Schule Anstoß daran, daß wir lange Zeit an den großen Karten üben, die ja allmählich so bekannt würden, bis der Schüler sie auswendig kennt und nun, meint man, sei es wirklich kein Kunststück, etwas zu lesen, was man auswendig kennt. Nein, ihr Herren, gerade umgekehrt, man kann eigentlich nur das lesen, was man auswendig kennt, z. B. Du, verehrter Leser, würdest kein Wort dieser Zeile lesen können, wenn Du nicht jeden einzelnen Buchstaben durch tausendfache Wiederholung auf das allergenaueste Dir automatisch eingeprägt hättest und gerade auch mit geschlossenen Augen ihn deutlich in die Luft malen könntest, ihn „auswendig" kenntest. Wenn *Plato* und *Goethe,* von Größeren nicht zu reden, schon irgendetwas sagen, was ich nicht verstehe, dann habe ich es in einem langen Leben als das allerklügste und kürzeste Verfahren erfunden, das ganz einfach vorläufig als richtig hinzunehmen, gleichgültig, ob mein beschränkter Denkapparat das begreift oder nicht.

„Warum belfern diese Abgeordneten eigentlich gegen Ottochen? Er hat ja nachher doch immer recht", sagte die *Fürstin Johanna Bismarck* von ihrem Gatten.

So sagt *Plato*: „Alles Erinnern ist bei Lichte besehen ein Wiedererinnern." Von dieser Wiedererinnerung machten wir oben Gebrauch, als in die schwarze Wolke, zu der ein Buchstabe in gewisser Entfernung zerronnen war, vom Geist aus das anderweitig vermittelte Buchstabenbild hereinproduziert und -geformt wurde. Nur daß hier der Weg in umgekehrter Richtung zurückgelegt wurde, nämlich von der Seele zum Seh-Objekt. Meine Schüler haben noch immer genau unterscheiden können, ob sie einen Buchstaben draußen objektiv klar sehen oder nur in ihrer Vorstellung. Der beobachtende Kritiker kann das im Schüler

160

natürlich niemals unterscheiden. Ein gewitzter Lehrer aber sehr wohl, er braucht ja nur die Buchstaben außer der Reihe mit dem Finger anzuzeigen. Aber auch hier ist es wieder das vorschnelle Entweder-Oder „vom Teufel" hereingebracht; nicht darum handelt es sich, daß zwischen den Tintenbuchstaben da draußen und dem geistigen Idealbild eine Kluft besteht: das ist ja eben das Seh-Elend, sondern genau umgekehrt, daß diese Kluft mit Hilfe der Phantasie überbrückt wird.

Geistesherrschaft

Die Krönung unserer Arbeit

Es ist dieselbe Königskrone, die erfolgreich alle rechte Menschenarbeit krönt, der Sieg des Richtigen, des antimephistophelischen Geistes über die Materie, über den Leib, über Raum und Zeit. Dazu sind wir auf Erden. Entweder es ist alles Unfug, sinnlos, zwecklos, das ewige Karussell, des Wahnsinns letzte Wahrheit, oder wir haben diesen Zweck der Herrschaft des guten Geistes über den Körper. Das ist Gesundheit, das ist Heilkunst, das ist die vom heilenden Geist verwirklichte Kraft von oben. Deshalb sind wir hier. „Es ist der Geist, der sich den Körper baut", jawohl, vermittels des Zwischengliedes der Seele, die den geschaffenen Leib erst einmal erhält und mit Hilfe ihres Geistes repariert und veredelt bis zur bewußten Gottähnlichkeit, nachdem der alten Schlange die Kiefer auseinander gerissen sind. Eigentlich hat ja der Geist viel größere Aufgaben und Interessen, als sich um den Leib zu bekümmern. Und in diesem geistigen Abkehren, Ablösen aus der Tyrannei eines wild oder schlapp gewordenen Körpers liegen wundervolle Heilungen.

Auch das Licht ist ein Symbol für den einheitlichen Ausgangspunkt und den einheitlichen Endpunkt des Seh-Aktes. Weil das Wesen des Geistes im höchsten Sinne Einheit ist, deshalb beherrscht die Einheit alles in der Welt. So ermöglicht der Geist in unserem Auge das einheitliche Zusammenklingen aller Teile und Fähigkeiten zu einheitlicher Wirkung. Koordination nennt es der Arzt, Symphonie der Musiker. Also erstens, der Geist eint, zweitens, er sorgt für geordneten Ablauf, er lenkt, er leitet; drittens, er reguliert; viertens, er formt und „bildet", er macht Bilder. Weil das Licht geisterfüllt ist, muß die Verarbeitung des Lichtes im Seh-Akt ein geistiger, bewußtseinsfähiger Vorgang sein oder von uns dazu gesteigert werden. Begreift man nun den Seelenmord, wenn das Licht und die Farbe „weiter nichts" als Wellen und Schwingungen sein sollen? Auch die Raumlosigkeit des Geistes, seine völlige Erhabenheit über Raum und Zeit, die er ja seinerseits erst schafft, ist symbolisch dargestellt in dem ausdehnungslosen Sehpunkt *Macula lutea*.

In diesen Blättern fallen oft Ausdrücke, die nicht in die Naturwissenschaft gehören: Symbol, Gleichnis, Geist, Kunst, bewußte Seele. Es ist höchste Zeit, daß die Naturwissenschaft sich mit anderen Reichen menschlicher Tätigkeit wieder in Verbindung setzt, ihre Zusammengehörigkeit mit höheren Gebieten erkennt und von diesen ihre Zwecke in Empfang nimmt.

Das Sehen wird also in dem Maße vollkommener werden,

1. als die optisch-mechanischen Teile des Auges den richtigen Eintritt der äußeren Lichtstrahlen in die Retina ermöglichen;
2. davon, daß diese optischen Bilder genau und klar empfunden werden;
3. daß diese Empfindung in das Bewußtsein hinauf oder das Bewußtsein bis in die Empfindung hinuntersteigen kann.

Hierbei ergeben sich eine Fülle von Beobachtungen und neuen Problemen von medizinischer Art, bei denen die tiefen Fragen des Leib-Seele-Geist-Problems nicht nur auftauchen, sondern Lösungen finden, die bisher nicht bekannt waren und zu Heilzwecken verwertet wurden.

162

In langen Jahren des praktischen Unterrichts beobachtet man scheinbar große Widersprüche in der pädagogischen Technik. Auf der einen Seite sollen unzweifelhaft die Fähigkeiten des Menschen, namentlich die höheren und höchsten in bewußter Arbeit ausgebildet werden. Lesen, Schreiben, Sprechen, Zeichnen können bestimmt nur gewonnen werden durch längere bewußte geistige Arbeit. Andererseits gibt es sehr viele komplizierte Tätigkeiten, die als Reflexvorgänge dann am sichersten ablaufen, wenn das Bewußtsein sie nicht mehr stört. „Dann lehret man euch manchen Tag, daß, was ihr sonst auf einen Schlag getrieben, wie Essen und Trinken frei, Eins! Zwei! Drei! dazu nötig sei." Damit hat Mephisto zwar den harten Konflikt zwi-Geist und Natur, Beherrschung und Instinkt, scharf aufgetan, nicht aber seine Lösung gegeben. Diese beruht — um es vorwegzunehmen — oft auf dem zeitlichen Prinzip, dem Nacheinander.

Nehmen wir als Beispiel ein Kind, das Klavier spielen lernt. Anfangs gehört eine beträchtliche bewußte Willensspannung dazu, um in den Noten das C zu benennen und es alsbald auf den Tasten anzuschlagen, zu „projizieren". Allmählich werden diese rein willkürlich hergestellten Verbindungen zwischen Auge und Finger immer tiefer eingeschliffen, bis sie sicher und automatisch werden, bis der Geist sich fast völlig von ihrer Kontrolle zurückziehen kann. Der fertige Musiker spielt mit beiden Händen ein ihm fremdes Musikstück vom Notenblatt ab und denkt kaum noch daran, z. B. ein in stundenlanger Tanzmusik ermüdeter Spieler; er ist nahezu zum Automaten geworden. So werden alle geistigen Künste gewonnen in harter Bewußtseinsanstrengung, um allmählich bei völliger Herrschaft fast automatisch abzulaufen, oder „in Fleisch und Blut überzugehen". Sie werden wieder versenkt in das Reich des Unbewußten oder ärztlich zu sprechen: der Reflexbogen im Rückenmark genügt und gibt die übergeordneten Instanzen des großen Hirns wieder frei für höhere Zwecke. In der Sprache unserer Sehschule heißt das: Wenn feine und feinste Abläufe im Seh-Akt unordentlich, schwach oder falsch geworden sind, so kann nur das Bewußtsein diese ändern, nachdem es die Fehler erst theoretisch eingesehen hat, dann sie fühlen gelernt hat, sie unterläßt und auf neue richtige Geleise umschaltet. Selbsterkenntnis ist der erste Schritt zur Besserung.

Daß solche bewußte Umschaltung in willkürlich zu bewegenden Muskeln, also namentlich den äußeren Augenmuskeln vorstellbar ist, wird der Arzt zugeben. Wie aber soll der stärkste Geist Materie anders bewegen, als in den Willkürmuskeln? Soll er vielleicht auch Knochen und Bindegewebe, Lymphe und Blut, Netzhaut und Glaskörper beherrschen?

Allerdings! Wenn auch nicht so direkt, wie er den quergestreiften Muskel beherrscht, dann indirekt über den Weg des Muskels auf alle vom Muskel aus bewegten und beeinflußten Organe. Wenn der junge Mann eine halbe Stunde tanzt, so führt er das ganz gewiß zunächst mit seinen Beinmuskeln aus, aber tut er es allein mit ihnen? Steht der ganze übrige Körper uninteressiert daneben? Alles andere! Jede Zelle seines Leibes hat mitgetanzt; das Herz hat doppelt geschlagen, die Lunge doppelt geatmet, der gesamte Lebensablauf ist auf doppelte Touren gestellt worden. An dem Genuß und Nutzen einer tüchtigen Skitour nehmen ja nicht nur die Skibretter teil, sondern der ganze daran befestigte Mensch, in allen seinen Grundfunktionen. Oder wird der gestrenge Herr Spezialkollege leugnen, daß von den Muskeln aus die Sehnen sich gewaltig verfestigen, daß die Knochenlamellen umgebaut werden, ihre Festigkeit verzehn- und verzwanzigfachen, Haut, Appetit, Atmung, Blutleben, Disposition, Heredität und Psychikum und 5000 vom Vater und Urahn mühsam eingewebte „Gene" an dieser Lebenserneuerung lebhaft Anteil haben? So natürlich auch unsere vier Kulturschandflecke: Plattfuß, Hängedarm, Paradentose, Kieferschwund und Augenerschlaffung. — Entsprungen ist der ganze Kräftigungsvorgang aus der Seele, gesteuert vom Geist, betätigt durch die Muskeln.

Dem denkenden Schüler scheint ein harter Widerspruch darin zu liegen, daß er auf der einen Seite immerfort sein Sehen verbessern will und auf der anderen Seite „sich nicht dabei anstrengen" soll. Das muß er natürlich verstehen lernen, nämlich: *falsche* Anstrengung beruht immer auf Unklugheit. Es werden unnötig Muskeln in Bewegung gesetzt und überanstrengt, während die befehlsempfangenden Muskeln taub, faul und unaufmerksam bleiben. Sieh Dir einen Anfänger im Eislauf daraufhin aufmerksam an. Diese grotesken Verrenkungen, Fehlanstrengungen, Verzerrungen und Ängste, und auf der anderen Seite einen Meister, der jedes Glied aufs genaueste beherrscht und locker hält außer den gerade nötigen Muskeln und Gelenken, die er aber vom Geiste aus durch Übung im Moment stahlhart macht. Oder höre die lebendige Sprache; wir sagen: der Meister „spielt". Kunst nennt *Schiller* „höchste Menschenleistung", im schönen Spiel selbstaufgebaute Hindernisse mit viel Geist und wenig Muskelanstrengung zu überwinden.

Oder der große Anatom *Henle* definierte einmal lustig: „Was ist graziös?" Ungraziös benimmt sich der Grobschmied, wenn er einen Faden in eine Nähnadel fädeln soll, er quetscht die Nadel mit 100 kg Druck in den Fingern, ebenso den Faden in der anderen Hand, beißt die Kinnbacken aufeinander, runzelt die Augenbrauen, hält den Atem an, bis er blaurot wird. Natürlich verbiegt sich die Fadenspitze; die kleine Näherin trifft das Nadelöhr im Bruchteil einer Sekunde mit einer hauchschnellen Fingerbewegung, ohne daß das Plappermäulchen eine Sekunde stillstand.

Also die Mischung: Viel Geist und wenig Aufwand an Muskeln, Materie, ist nicht nur graziös, sondern schön, ökonomisch und gesund. Die Mischung: Viel Materie und wenig Geist, unzweckmäßig, dumm, häßlich, schädlich. Der Schlechtseher sündigte mit Fehlanstrengungen und falscher Beanspruchung der körperlichen Teile des Auges; das lernt er in der Sehschule umschalten in das Gegenteil, nämlich mit graziöser, fröhlicher Aufmerksamkeit entsprechende Körperarbeit zu sparen; die Körperorgane zu schonen und mit einem Mindestmaß von Kilogramm-Metern ein Höchstmaß des Erfolges zu erreichen. „Mehr hilft mehr", das klingt zwar bestechend und man kann es wohl eine Zeit lang so treiben, aber in allen lebendigen Reichen kommt man todsicher an die Grenze, wo der Nutzeffekt ins Gegenteil umschlägt. Und wer hier blind ist und immer noch mehr Arzneidosen verordnet, schadet statt zu nützen. Diese Gedanken und Erkenntnisse führen mit vollen Segeln auf das stille Meer der Homöopathie, auf dem es keine Stürme gibt. Sie verdient unter allen Heilmethoden am besten den Titel, den der große *Linné* seiner botanischen Wissenschaft gab. Er nannte sie die *Scientia amabilis;* so verdient auch die Kunst, die ohnegleichen in der Geistesgeschichte fix und fertig bewaffnet gleich der Göttin Athene aus Jupiter-Hahnemanns Geist herausstieg, die *Therapia amabilis* genannt zu werden. Auch in unserer Sehschule arbeiten wir am liebsten mit solchen homöopathisch verfeinerten Übungen und freuen uns jedesmal wieder von neuem des lieblichen Lichtwunders, bei dem ja die Physiker schon längst mit Billionenziffern hantiert haben.

Was in minutiöser Kleinarbeit und bewußter Anstrengung methodisch erreicht worden ist, wird nun zur Gewohnheit, zur zweiten Natur; es liegt uns dann als eine neue Macht im Blute; dann erst ist der Erfolg unserer Erziehung dauernd und der lokkere Blick erreicht.

„Gewohnheit, sonst ein Teufel, ist in diesem Falle Engel doch" sagt Hamlet zu seiner Mutter.

Es ist auch nicht ganz richtig, wenn es im „Wallenstein" heißt:

> „Denn aus Gemeinem ist der Mensch gemacht,
> Und die Gewohnheit nennt er seine Amme."

Der innerste Teil des Menschenwesens stammt im Gegenteil von der Sonne und ist ein göttlich Fünklein. Und die Gewohnheiten können zwar sehr übel werden, aber, freiwillig und bewußt gebrochen, ungeahnte Kräfte in deiner Seele frei machen. (R. Steiner). So schalten wir täglich üble Sehgewohnheiten in

166

gute um und vermehren methodisch die biologischen, seelischen und geistigen Kräfte unserer Augen und unserer Seele.

2. *Philosophie: Erkenntnislehre*

Nachdem wir dem *Leibesinstrument* gegeben haben, was ihm zukam, dann ebenso der *Gefühlssphäre,* müssen in Kürze die geistigen Umstände des Sehens berührt werden, auch wenn eine Berührung mit Philosophie dem nur-exakten Naturwissenschaftler eine gelinde *Commotio cerebris* verursachen sollte; vielleicht ruft sie ihn gar ins Bewußtsein? in das Wissen von sich selber? Nirgendwo kann das Zusammenspiel von Leib-Seele-Geist so gut beobachtet werden wie beim Seh-Akt, wo diese drei Etagen unseres Daseins auf das intimste ineinander überfließen und zusammenspielen. Nicht nur durch *Goethes* Farbenlehre würde „eine neue Epoche der Menschheit" anfangen, sondern durch alle „sehende Erkenntnis".

Mag das Sehen im Anfang immerhin ein unwillkürlicher und unbewußter Akt sein, so wird man doch die Lichtwirkung auf einen Spiegel oder eine photographische Platte vernünftigerweise nicht Sehen nennen. Weder das bloße Erzeugen eines Bildes, noch seine chemische Wirkung in der auffangenden Platte ist schon ein Seh-Akt, sondern Sehen entsteht erst, wenn der Geist ihn erfaßt. Noch einmal: Die Erzeugung eines Bildes ist unerläßlich als Vorbedingung oder als Rohmaterial, ohne sie gibt es kein Sehen, aber sie allein reicht bei weitem noch nicht aus zum Zustandekommen des Seh-Aktes.

Sehen — zerebrales Sehen — gibt es nicht ohne Geist.

Von der Imagination

Immer wenn ich noch mit Fachärzten verhandelte, zog ein gewisser Ausdruck über ihre Lippen, sobald das Wort Imagination fiel. So ein Mittelding zwischen Sodbrennen, Mitleid und

Hohn. Imago heißt auf lateinisch das Bild, und Imagination bedeutet Hervorbringung eines Bildes, also ähnlich wie Einbildung. Das Wort Einbildung kann verschiedenen Sinn haben, richtigen und falschen.

Der Gedankenlose dreht es unbewußt nach der niedrigen Seite, also in der Richtung falsche, verzerrte Einbildung, als ob es nicht auch richtige Einbildung geben könnte? Während der verflossenen 10 Jahre ihres Bestehens wurde die Sehschularbeit mit nichts lieber abgetan, als mit diesem Worte „Es ist ja alles nur Einbildung". Damit glaubte man unsere Arbeit totzuschlagen. Das war nun freilich eine „falsche" Einbildung. Jawohl! Unsere Sehschule betreibt allerdings die Kunst der Einbildung. Sie korrigiert die verschwommenen, mangelhaften Einbildungen in vollkommenere. Alle geistige Schulung besteht schließlich darin, aus nebulosen Geistesbildern die gegenteiligen zu machen. Wenn es in der deutschen Sprache nicht das kürzere Wort „Sehen" gäbe, so könnte man es zwar etwas umständlich, aber doch ganz gut wiedergeben mit dem Worte: „Einbildung".

Vom Bilden, Einbilden und Ausbilden

Der alte *Goethe* braucht manche ganz alltäglichen Worte unserer Umgangssprache mit einer eigenen, nachdrücklichen Betonung und Bedeutung. Dahin gehören die Worte: Bedeutend, glücklich, polar, zur rechten Zeit; so auch das Wort Bildung. Bildung ist sinnverwandt mit Schöpfung, mit Werden, mit Entstehen, aber auch vom Menschen aus gesehen mit Formen, Erziehen, Veredeln. Statt des *Darwin-Häckel'schen* Modewortes „Entwicklung" wird hier „Ausbildung" gesagt. Was sich aber Häckelisch entwickeln will, muß sich zuvor eingewickelt haben, oder mit *Goethe's* Terminologie: Erst muß sich etwas hineinbilden, ehe es sich wieder herausbilden kann.

Um ein Ding zu verstehen, gibt es kein einfacheres Verfahren, als ihm sein Gegenteil gegenüberzustellen. Heiß ist nicht kalt, hart ist nicht weich, so gewinnt das Kind im zweiten Lebensjahr Begriffe am Gegenteil, ganz wie *Hegel* es lehrt. Die Begriffsbildung bezeichnen wir schon wieder mit dem Worte Bilden. Wir können dieses Vergleiches einfach nicht entraten.

Psychologie und Erkenntnisphilosophie

Zur Erzeugung von „Vorstellungen" sind drei Dinge nötig. Grammatikalisch gesprochen: Subjekt Ich, Objekt Gegenstand, Prädikat Bewegung. Zur Erzeugung einer geistigen Vorstellung (Begriffes) sind die drei Urkräfte der Seele nötig, und ihr Zusammenspiel. Die drei Grundkräfte der Seele sind: *erstens der Wille*, der ja nie von einem Menschen so tief und einheitlich geschildert worden ist wie von *Schopenhauer; zweitens die Empfindungen*, das Gefühlsleben, die immer einen gewissen Widerstand des Fleisches wachrufen und zum Daseinszentrum zurücklaufen. Die Kraft, von der wir schon im Knabenalter berauscht hörten, „Gefühl ist alles, Nam' ist Schall und Rauch". Hier fehlt, mit Respekt zu sagen, eine Einschränkung. Gefühl ist freilich alles, *für den Anfang*, ohne Gefühl kommt das Lebensspiel nicht in Gang, auch wird das Leben und alle seine Schritte fortwährend am Gefühl orientiert und gesteuert. In ihm betreten wir Himmelsauen und stürzen in Höllenabgründe, aber das Wesen des Gefühls besteht im Wechsel, in der Rotation von Kommen und Gehen; immer nur Einatmen, immer nur Ausatmen würde uns bald töten. Das Gefühl ist in seinem letzten Wesen auf Welle und Wechsel angewiesen. Wir würden einem hirnlähmenden Drehschwindel zum Opfer fallen, hätten wir nichts weiter als dieses Gefühl, das zu Anfang Wonne, zu lange dauernd Überdruß und endlich Todesqualen bereitet. Im Anfang ist es *alles* oder auch: es ist der Anfang von allem Leben, aber dreimal Wehe, wenn wir in unseren Gefühlen stecken bleiben und nicht aus ihnen herausfinden. Dazu verhilft uns die dritte Grundkraft der Seele, das Denken.

Drittens das Denken. Im bewußten Denken steigen die Gefühle aus dem Herzen in das Gehirn herauf, „les grandes pensées viennent du coeur", zitiert *Schopenhauer* den französischen *Abbé Vauvenargues.* Sie stoßen innen an den Stirnfelsen an, der deshalb *lamina vitrea* (Spiegelscheibe) heißt, und müssen von hier „reflektiert" werden und wieder zurücktauchen in den dunklen See des Herzblutes. Das Herz muß fühlen, was das Hirn denkt, und das Hirn muß wissen, was das Herz fühlt. Gerade wie der Text im „Diwan" lautet: Der Konflikt zwischen Hirn und Herz, ein für allemal das größte Thema aller Welt- und Einzelgeschichte.

Das Dreieck: Die drei Worte: Denken, Empfinden, Wollen stellen wir, den erlauchten Pythagoras ehrfürchtig grüßend, in einem einfachen Figürchen dar, nämlich in einem gleichschenkligen Dreieck, dessen Grund der Wille, links das Gefühl und rechts das Denken darstellt. Der Punkt in der Mitte wäre der Schwerpunkt des ganzen Systems. Jetzt nehmen wir unser kleines Dreieck auseinander und fügen die drei Seiten in einem Mittelpunkt zusammen.

So haben wir die Konstruktion des Elektro-Dynamos. Bei ihm wird entweder durch die rotierende Kraft der Achse ein elektrischer Strom in der Peripherie erzeugt, oder umgekehrt durch den Strom in der Peripherie eine rotierende Kraft in der Achse. Wir müssen ständig, regelmäßig und sicher fortwährend „Umschalten" vom Gefühl zum Denken, vom Denken zum Wollen, vom Wollen zum Tun und von der Tat zurück in neue Gefühle. Um ein Ding zu verstehen, haben wir es vorhin am Gegensatz gesteigert. Nun wollen wir es am Vergleich mit Ähnlichem genauer verstehen lernen. Das wäre eine Anwendung der Urteilskraft.

Erster Vergleich. Der Seh-Akt ist ähnlich der Nahrungsaufnahme. Wie wir die feste und flüssige Nahrung zum Mund einführen, so die lichte Äthernahrung durch die Oberhaut, ganz besonders aber durch den Lichtmund unserer Regenbogenhaut.

Wenn wir bedenken, daß alle Kraft und Bewegung auf die Erde in Form von Sonnenlicht herunterströmt, dem sich freilich die dunkle Erde gewaltig entgegenstemmt, so ist der Akt der Lichtaufnahme eigentlich nur ein verkürztes Verfahren im Verhältnis zur Aufnahme von fester Nahrung. Dieselbe Lichtkraft, die auf langem Umwege draußen als Brotkorn geworden ist, nehmen wir direkt durch die Augen auf. Um die Nahrung zu empfangen, müssen wir die Lippen öffnen. Beim Auge die Lider. Die Stoffnahrung wird im Munde von den Zähnen gebrochen und vom Speichel in den höheren Aggregatzustand des Flüssigen verwandelt. *Corpora non agunt nisi fluida.* So „bricht" die Linse im Auge die Lichtstrahlen, preßt sie zusammen, damit der Glaskörper sie chymisieren und „wässern" kann.

Die Nahrung gleitet in den Magen und das Gedärm. Sie wird mannigfaltig verändert und aufgespalten, bis sie in die einfachsten Bestandteile zerlegt ist. Jetzt ist sie fähig, von den Darmzotten aufgesaugt zu werden, und die zerlegten Stücke werden nun wieder zur höheren Einheit stufenweise zusammengefügt.

Die Funktion der Därme wird technisch ausgeführt von Millionen mikroskopisch feiner Rüsselchen, die sich kräftig versteifen und mit Energie die Darmflüssigkeiten aufsaugen. Ähnlich arbeiten die Sehstäbchen unserer Netzhaut, nur daß sie als lichtelektrische Empfangsorgane nicht hohl zu sein brauchen wie die Darmzotten. Das Nähere wird im II. Band in dem Kapitel „Die Netzhaut" besprochen.

Man kann den Seh-Akt ferner vergleichen mit den Zeugungsvorgängen. Sehen ist ja Bilderzeugung, und im mittelalterlichen Sprachgebrauch wird das Zeugen auch als Erkennen bezeichnet. Erkenntnisakte sind Akte der Wahrheitserzeugung und als solche im tiefsten verwandt. Eine nähere Darstellung ist hier nicht vonnöten. Nur so viel:

In allen drei Akten des Sehens, des Verdauens, des Erzeugens ist die Seele der treibende Motor. *Erwin Liek* schrieb mit prophetenhaftem Ernst: „Ihr habt Eure Medizinwissenschaft entseelt, ihr habt das Leben in ihr zertreten und es der Chemie und Physik und Mechanik ausgeliefert." Um die Heilkunst wieder zu beseelen, zu vereinheitlichen, zu durchgeistigen, und sie um die ewige Achse so rotieren zu lassen wie es unsere Seele in uns tut, zu diesem Zweck wird dies Buch geschrieben.

Zum Imaginieren, also zum Sehen, müssen die drei Grundkräfte auch des Verstandes zusammenspielen (Koordination nennt es der Physiologe). Sie heißen: Gedächtnis, Phantasie und Urteil.

Das Gedächtnis

Vor etwa 20 Jahren erschien ein Werk: „Die Mneme", das griechische Wort für Memoria. Es hat bis heute sich die hohe Achtung der Naturwissenschaftler bewahrt. Das Buch legte dar, wie das Prinzip der Wiederholung durch alle Prozesse des Weltalls geht, ob es nun die regelmäßig wiederholten Wellenstöße eines Lichtstrahles, eines Tonklanges, eines elektrischen Stromes, die Formwiederholungen in der Reihe ungezählter Lebensgeschlechter, ob es die Reproduktion jeder Zelle in unserem Leibe ist; allüberall herrscht die ewige Wiederkehr, die ja auch in allen großen Religionen als Seelenwanderung verschiedenster Ausführung eine bedeutende Rolle spielt.

Eine solche Tendenz zur Wiederholung eines einmal zustandegekommenen Vorganges liegt auch in unserem Willen. Sie wird bei auftauchendem Bewußtsein zum nachahmenden Triebe, den *Aristoteles* als ein Hauptmerkmal des Menschen bezeichnet. „Das Kind ist das nachahmendste aller Wesen." Hier liegt eine doppelte Möglichkeit für die Erziehung: durch gutes Beispiel zu fördern, durch schlechtes zu verderben. Stellen wir uns ganz nüchtern vor, was Gedächtnisverlust bedeutet. Da wird etwa ein Mensch von der Polizei aufgegriffen, der ist auf der Straße stehengeblieben wie eine nicht aufgezogene Uhr. Auf die Frage: wie er heißt, woher er kommt, wohin er will, wo er wohnt, gibt er keine verständliche Antwort, er wird zur ärztlichen Beobachtung eingeliefert, und der Gedächtnisverlust kann schauerliche Formen annehmen, daß solche Kranken im Irrenhaus sowohl den Namen von Messer und Löffel vergessen haben, als auch ihren Gebrauch. Sie stecken wie im Traum etwa eine Pappschachtel, eine Papierkugel in den Mund. Zum Selbstessen sind sie längst nicht mehr fähig, nur die ersten Organe des Lebens, Herzschlag und Lunge gehorchen noch längere Zeit der Mneme, der wiederholenden Kraft, der Lebensgewohnheit. Versagt diese auch hier, dann tritt der völlige Stillstand als Tod ein. In dem Buche wird, wie es so geht, aus diesem gewiß wertvollen Funde nun gleich eine ganze Weltanschauung aufgebaut. Gewiß ist das Gedächtnis ein unentbehrlicher Bestandteil unserer Seele, aber es heißt doch den Begriff verzerren, wenn man dem Gedächtnis nun auch Vorgänge zuschreibt, denen wir im Ernst weder Seele noch gar Geist zusprechen können.

Das sind pantheistische Irrtümer. Die Leistungen des Gedächtnisses sind im erstaunlichen Grade der Übung, also der Wiederholung, zugänglich. Es ist kaum zu glauben, wie z. B. ein älteres Brunnenmädchen in Karlsbad oder Wiesbaden nach 20 Jahren oft noch Kurgäste wiedererkennt, die damals einige flüchtige Worte mit ihr gewechselt haben.

Bekannt ist auch das vorzügliche Gedächtnis großer Heerführer, wie Caesar, Napoleon, Friedrich der Große, Hindenburg. Das Gedächtnis läßt sich so schnell und sicher trainieren wie ein Muskel des Armes. Großes hat darin der verstorbene Professor *Poehlmann* in München geleistet. Man konnte bei ihm Kurse nehmen, und erhielt in Abständen von wenigen Wochen sechs kleine Übungsheftchen, die man immer erst ausarbeiten mußte, ehe man das nächste bekam. Er ging von der Logik des *Aristoteles* aus. Die Leistung des Gedächtnisses hängt ab: 1. Von der Tiefe des Gesichtseindruckes; 2. Vom Grade der Konzentration (Gefühlstemperatur); 3. Von der Dauer des Eindruckes; 4. Von der Zahl der Wiederholungen; 5. Von den Verknüpfungen nach zehn Klassen und Kategorien.

Es gibt mancherlei Arten des Gedächtnisses, nach Farbe, Form, Größe, von Zahlen, Namen, Gesichtern, es gibt ein mechanisches, ein verstandesmäßiges, ein an andere Sinneseindrücke gebundenes, z. B. ein nasales, ein akustisches Gedächtnis (z. B. der Reim). Gedächtnis ist nicht nur die Fähigkeit, Sinneseindrücke aufzubewahren, sondern sie zu reproduzieren. Etwa zu vergleichen einer großen Bibliothek, die Bücher müssen wohl erhalten und klar gedruckt sein. Sie müssen zweitens nach bestimmten Gesichtspunkten einheitlich genau geordnet sein, ihrem Platze nach. Und drittens muß der Bibliothekar sie rasch und sicher herausgreifen können. In jedem Gedächtnisakt findet gleichzeitig ein Akt der *Phantasie* statt, also eine aktive, produzierende Tätigkeit.

Die Urteilskraft

Sie ist die dritte Urfähigkeit des Verstandes. Um zwei Dinge beurteilen zu können, halten wir sie am besten nahe aneinander. Die Unterschiede springen auf diese Weise am deutlichsten heraus. Das Seh-Urteil wird schwieriger, wenn einer der Gegenstände entfernt ist, oder überhaupt nicht gegenwärtig, so daß nicht der Gegenstand selbst, sondern nur sein Erinnerungsbild verglichen werden kann, z. B. dieser gegenwärtige Hund oder Tisch mit einem vor Monaten gesehenen. Auf solchem Gesichtsurteil beruht Augenmaß und Entfernungsschätzen, wie wir das beim Tiefensehen erörterten.

Bei jeder Seh-Übung oder Beobachtung im praktischen Leben, schließen sich all diese genannten Fähigkeiten zu einer einheit-

lichen Sehleistung zusammen, was hier auf vielen Kapiteln und
Seiten getrennt und ermüdend dargestellt wurde, damit jener
unergründlich tiefe Vorgang zustande kommt, den wir als Bewußtsein bezeichnen.

Dieses *Bewußtsein* ist einmal der Mittelpunkt des Dreieckes,
wie es oben als Denken, Wollen und Empfinden geometrisch
symbolisiert wurde. Ein Mittelpunkt, der in der dritten Dimension vorgestellt wird als eine feste Achse, um welche die Seiten
des Dreiecks immerwährend karussellartig rotieren. Fortwährend
entstehen neue Rotationsscheiben, so daß diese Achse das dauernde Moment ist, in der sonst lähmenden Kreiselung. Dieses
Beharrende ist also mit mancherlei Ausdrücken zu bezeichnen,
als Kontinuität unseres Bewußtseins — wenn wir morgen früh
aufwachten und nicht mehr wüßten, wer wir wären, würden
wir dem Irrsinn verfallen. Diese Achse bildet in unserer Seele
unser *Ich.*

Zusammenfassung unseres ganzen Schulplanes

Unser ganzer Schulplan bestand aus drei großen Abteilungen.
1. Körperlich: der motorischen oder mobilisierenden. Sie
   richtet sich am meisten auf körperliche Verhältnisse und
   Arbeiten.
2. Seelisch. Die sensible Abteilung behandelt das Gefühlsleben, entspricht also der Seele.
3. Die geistige Abteilung. Sie wendet sich an das Denken,
   Deuten und Bewußtsein.

Was hier, leider in den verschiedensten Kapiteln auseinander-
gelegt und getrennt dargestellt werden mußte, schließt sich in
der Wirklichkeit ungezwungen rasch und unvermeidlich als Einzelheiten und Einheiten zu dem einheitlichen Seh-Akt zusammen.

Als Beispiel diene die Leierübung:

1. Es arbeitet bei ihr die Hand und der Arm.
2. Die Lider.
3. Die Augenbeweger, die natürlich den ganzen Augapfel bewegen.
4. Der lichtdurchlassende Apparat.
5. Der akkommodierende Apparat.
6. Der empfangende Apparat, die Netzhaut, mit all ihren Schichten.
7. Der optische Nerv.
8. Mehrere Sehzentren im Gehirn.
9. Diese wiederum in dreifacher Weise, nämlich Meldung-empfangend, umschaltend und mit Bewegungsimpulsen beantwortend.
10. Die ganze Reihe der Abläufe geht nun Schritt für Schritt vom Gehirn bis in die Fingerspitzen hinunter, in den Gehirnzentren wurden alle seelischen und geistigen Hauptkräfte in Bewegung gesetzt, Gedächtnis, Phantasie, vergleichendes Urteil. Das Bewußtsein wurde eingeschaltet und blieb als höchste regulierende Instanz während der ganzen Übungszeit in Tätigkeit. Es gibt also keinen kleinsten Teil des Auges, keine kleinste Sonderfunktion, die nicht bei dieser einfach aussehenden Übung in Aktion träte und beeinflußt würde zum Guten oder zum Schlechten. Wenn der Schüler zum Schluß der Sehschule wirklich durchgearbeitet ist, dann hat er jede von den einzelnen Hauptübungen erstens theoretisch begriffen, zweitens richtig ausführen gelernt, drittens den Lohn in besserem Sehenkönnen erhalten, und viertens das alles bewußt und willkürlich ausführen gelernt.

Die Verbesserung des Sehens hatte zur Voraussetzung:

1. Den Wunsch, besser zu sehen, und eine richtige Sehschule zu besuchen.

2. Die Erkenntnis seiner Mängel und Fehler. Selbsterkenntnis ist allerdings der erste Schritt zur Besserung, aber auch
nur der erste. Er lernte die aktiven Fehler zu unterlassen,
indem er überhaupt nichts tat, die negative Phase aller
Umsteuerung und Umkehr, und endlich aktiv, nunmehr
im geordneten Zusammenspiel aller Sehfaktoren die Neugeburt des Auges mit Hilfe des ewigen Lichtes herbeizuführen. Damit ist das Ziel der Schulung erreicht, die
neue Kunst ist zur Gewohnheit geworden, der ganze Tag
wird zu einer fortlaufenden Kette von Seh-Übungen, d. h.
aber jetzt von richtigen und endlich sogar unbewußten
Seh-Übungen. Lehrer und Arzt haben ihr ideales Ziel
erreicht, sie sind entbehrlich geworden für diesen Schüler
und Patienten.

Dr. med. Th. Douglas

Richtig sehen lernen

Der neue Weg zu einem besseren Sehen

Dieses neue Werk bildet die notwendige Ergänzung zu dem ersten Band, da es vor allen Dingen die Störungen des Auges angibt und ebenso die unterstützenden Methoden, die für eine ganzheitlich-biologische Behandlung notwendig sind.

Bei den einzelnen Funktionsstörungen werden anhand von wirklichen Krankengeschichten eingehend dargestellt:
Kurzsichtigkeit und Augenschwäche / Schielen und exzentrisches Sehen / Stabsichtigkeit / Störungen der motorischen Funktionen / Nystagmus / Hypertonie / Spasmen und Krämpfe / Störungen in der Empfindung.

Von sonstigen Augenleiden finden wir:
Bindehauterkrankungen / Hornhautentzündung / Glaskörpertrübung / Star (Katarakt) / Glaukom / Netzhautablösung / Gewebserschlaffung.

Für alle diese Fälle werden die notwendigen Maßnahmen aufgezeigt, die zu einer Besserung und vielfach zu einer Heilung dieser Leiden führen. Dieses Buch gehört vor allem in die Hand des Pädagogen — des Lehrers, des Sportlers, des Arztes und eines jeden, der sich für gesunde Augen in Jugend und Alter verantwortlich fühlt.

Wer sich gesunde Augen und einen klaren Blick bewahren oder diese wieder erlangen will, kann an diesem Werk nicht vorübergehen, das in seiner Art einmalig und unübertroffen ist.

Mit vielen Bildern und Tafeln, Kartoniert DM 22,80

HEINRICH SCHWAB VERLAG
7989 ARGENBÜHL-EGLOFSTAL